Leo Angart

Gesund am Computer

Wie man **Rücken**- und **Gelenk**schmerzen vorbeugt und die **Augen** trainiert

Aus dem Englischen von Eva Maria Spitzer

nymphenburger

Weitere Informationen zu Leo Angarts Arbeit und Workshops finden Sie im Internet unter www.vision-training.com/de und zum Verlag unter www.nymphenburger-verlag.de

Umschlaggestaltung: Wolfgang Heinzel
Satz: Walter Typografie & Grafik GmbH, Würzburg
Gesetzt aus: 10,5/15,7 Helvetica
Druck und Binden: Ueberreuter Buchproduktion, Korneuburg
Printed in Austria
ISBN 3-485-01053-7

Inhalt

Wir sind nicht zum Sitzen geschaffen

Computer sind ein faszinierendes Arbeitsinstrument. Die unglaublich rasante Entwicklung der Computer-Technologie hat dazu geführt, dass in vielen Bereichen Arbeitsplätze ohne Computer undenkbar geworden sind. Mit der Zeit entdeckte man jedoch nicht nur Vorteile und Nutzen des Computers, sondern auch, welche Auswirkungen Computerarbeit auf unseren Körper hat.

Wenn Sie für Ihre Arbeit einen Computer benötigen, haben Sie sicherlich schon erlebt, dass Sie Ihren Körper während der Arbeit oft ganz vergessen. Erst nach Stunden intensiver Konzentration werden Sie sich der Anspannung bewusst, die sich in Ihrem Körper aufgebaut hat.

Im Laufe Ihres Arbeitslebens werden Sie wahrscheinlich an die 80 000 Stunden im Büro verbringen, etwa 68 000 davon sitzend. Bei Umfragen haben 80 Prozent der Teilnehmer angegeben, dass sie als Folge ihrer Arbeit an Rückenschmerzen leiden – ein erschreckendes Ergebnis. Das US Department of Labor geht sogar noch weiter und behauptet: »Die Arbeit, die das größte Risiko für Gesundheitsschädigungen birgt, ist die Arbeit am Schreibtisch.«

Als Grund für krankheitsbedingten Arbeitsausfall stehen Erkrankungen der Wirbelsäule an zweiter Stelle nach Erkältungen. Mehr als ein Drittel der Beschäftigten in der EU, das sind etwa 44 Millionen arbeitende Menschen, berichtet von Schmerzen im unteren Rückenbereich während und nach der Arbeit. Laut der Europäischen Agentur für Sicherheit und Gesundheitsschutz am Arbeitsplatz (EU-OSHA) liegen die von den EU-Mitgliedsstaaten geschätzten Kosten, die der Wirtschaft durch arbeitsbedingte Gesundheitsschäden erwachsen, zwischen 2,6 und 3,8 Prozent des Bruttosozialprodukts. Zwischen 40 und 50 Prozent dieser Kosten werden durch Muskel- und Skeletterkrankungen verursacht.

Wir sind nicht dafür geschaffen, zehn Stunden am Tag an einem Computer zu sitzen. Wir müssen uns bewegen, damit unser Körper gut funktioniert. Wenn wir dieselbe Körperhaltung lange Zeit unverändert beibehalten, werden die Muskelgruppen, die wir dazu verwenden, so genannter »statischer Belastung« ausgesetzt. Durch die einseitige Belastung werden die Muskeln längere Zeit in einem erhöhten Spannungszustand gehalten. Der Bewegungsmangel führt dazu, dass die Durchblutung der Muskeln reduziert und die Sauerstoff- und Energiezufuhr zu den Muskeln verringert wird. Der Abtransport der Stoffwechselprodukte, der bei ausreichender Blutversorgung stattfindet, wird erschwert und unter anhaltender Belastung sammeln die Muskeln Stoffwechselabfallprodukte an. In der Folge kommt es zu Muskelkrämpfen und Muskelschmerzen. Wenn man die Körperhaltung nicht häufig verändert, bedeutet dies also anhaltenden Stress. Doch selbst minimale Bewegungen verlagern die Anspannung auf andere Muskelgruppen und erlauben

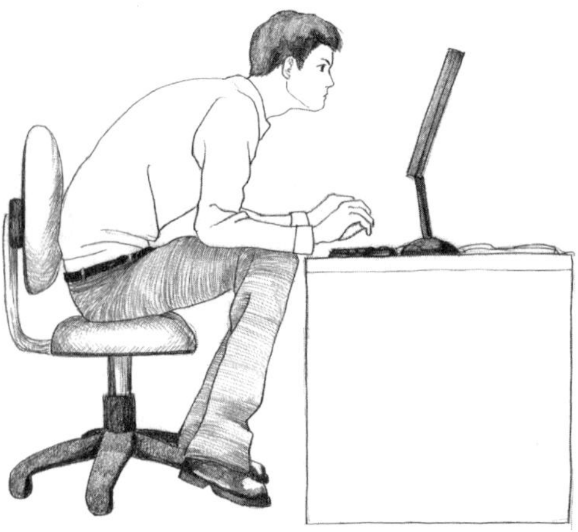

den bisher belasteten Muskeln, sich auszuruhen und sich zu erholen.

Computerarbeit bedingt zumeist auch das Benutzen einer Tastatur und die Verwendung einer Maus. Unsere Hände sind zwar erstaunlich flexibel, doch wenn wir dieselbe Bewegung ständig wiederholen, kann dies zu RSI führen. RSI bedeutet »Repetitive Strain Injuries«, also »Schädigung durch sich ständig wiederholende Belastungen«. Etwa jede vierte Arbeitskraft, die hauptberuflich am Bildschirm arbeitet, entwickelt RSI-Symptome. Ständiges Schreiben auf einer Tastatur zum Beispiel kann zu typischen Problemen im Handgelenk führen, unter anderem zu einem Karpaltunnelsyndrom. Führen Sie sich einmal vor Augen, auf wie viele Anschläge Sie in einer Woche, einem Monat, einem Jahr kommen. Das ist ein und dieselbe Bewegung gut eine Million Mal!

Wenn Sie dafür sorgen wollen, dass Sie mit 80 noch bequem Ihre Memoiren schreiben können, sollten Sie rechtzeitig damit beginnen, Ihre Arbeitsgewohnheiten umzustellen. Das bedeutet nicht, dass Sie für Ihre Arbeit zwangsweise länger brauchen werden, sondern nur, dass Sie klüger arbeiten, sodass sich Ihre Arbeit am Computer nicht nachteilig auf Ihren Körper auswirkt.

Auch Ihre Augen werden durch Bildschirmarbeit beeinträchtigt. Untersuchungen von unterschiedlichen Berufsgruppen zeigen, dass die Konzentration auf den Nahbereich über längere Zeit zu Sehproblemen führen kann. Die meisten der Befragten, die unter Sehproblemen leiden, führen diese auf die Bildschirmarbeit zurück. Das menschliche Auge ist darauf eingerichtet, umherzuschweifen und Dinge in der

Nähe und in der Ferne zu erkennen. Beim natürlichen Sehen wechselt die Scharfeinstellung oft zwischen nah und fern. In der Entwicklungsgeschichte des Menschen war es für das Überleben unabdingbar, Raubtiere und andere Bedrohungen rechtzeitig zu entdecken.

Heute haben wir dieses Problem nicht mehr. Das moderne Leben verlangt von immer mehr Menschen, dass sie in Büros und mit Computern arbeiten, und das ist vorwiegend Arbeit im Nahbereich – mit anderen Worten, wir verwenden unsere Augen fast nur noch dazu, Objekte, die sich in etwa 50 bis 60 Zentimeter Entfernung befinden, zu fokussieren.

Darüber hinaus erfordert Computerarbeit meist hohe Konzentration, was zusätzlichen Stress für die Augen bedeutet. Die Akkommodationsfähigkeit (die Fähigkeit, das Auge auf die jeweilige Sehentfernung einzustellen) lässt dadurch spürbar nach, es kommt zu Akkommodationsschwäche. Im Sport hat man häufig Muskelkrämpfe, wenn man sich überanstrengt. Beim Sehen führt diese Art von Stress zu fortschreitender Kurzsichtigkeit und verschwommener Sicht. Anfänglich verschwindet dieses Symptom noch über Nacht. Wenn dieser Zustand jedoch nicht erkannt und behandelt wird, bleibt das verschwommene Sehen bestehen. Die gute Nachricht ist, dass dies durch einfache Sehtrainingsübungen und Beachtung der Ergonomie am Arbeitsplatz leicht wieder korrigiert werden kann.

Mir wurde schon vor längerer Zeit klar, dass eine kluge Arbeitsstrategie vonnöten ist. Ich will viele Dinge erreichen und habe daher keine Zeit, an Schmerzen zu leiden. Die Lösung ist sehr einfach: Verabschieden Sie sich von der Vorstellung, hart arbeiten zu müssen, und entwickeln Sie eine smarte Arbeitsweise. So können Sie, wenn Sie wollen, Tag und Nacht arbeiten, ohne die typischen Schmerzen zu entwickeln, über die Computer-User klagen.

Dieses Buch soll Ihnen die wichtigsten Informationen über die an der Schreibtischarbeit beteiligten Muskeln und einige einfache Entspannungs- und Dehnungsübungen anbieten, die Sie im Laufe des Tages durchführen können. Die meisten der angebotenen Übungen können Sie sowohl im Sitzen als auch im Stehen machen.

In Japan beginnt jeder Bürotag mit einer Reihe von Aufwärmübungen. Wenn Sie nur ein paar Minuten darauf verwenden und außerdem alle 20 Minuten eine Minute Pause machen und eine der Übungen ausführen, sind Sie auf dem besten Weg, Ihren Körper gesund zu erhalten. Das hilft nicht nur, Verspannungen der Nacken-, Schulter- und Rückenmuskeln zu lösen und Wirbelsäulenschäden zu verhindern, sondern bietet Ihrem Gehirn auch eine willkommene Pause, sodass Ihre Aufmerksamkeit und Konzentration wieder gestärkt werden. Das Ergebnis ist eine hohe Leistungsfähigkeit und anhaltende Produktivität.

Wie man Rücken- und Gelenkschmerzen vorbeugt und sie heilt

Die Wirbelsäule

Die Wirbelsäule bildet die Verbindung zwischen Körper und Geist. Sie ist ein Energiekanal und hält uns aufrecht. Sich aus dem Zentrum des Beckens erhebend, formt sie die Mittellinie des Körpers, bestehend aus 33 miteinander verbundenen Wirbeln, die in fünf Gruppen angeordnet sind:

Das Kreuzbein ist eine keilförmige knöcherne Platte, die aus fünf miteinander verschmolzenen Wirbeln besteht und mit dem darunter liegenden Steißbein und seinen vier rudimentären Wirbeln verwachsen ist.

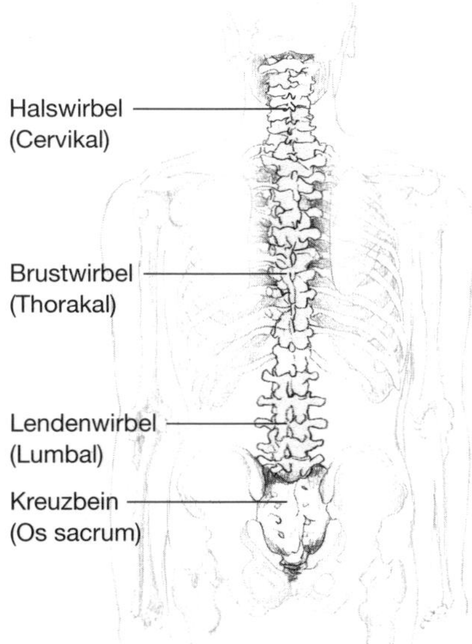

Oberhalb des Kreuzbeins befinden sich die fünf Lendenwirbel. Die Lendenwirbelsäule ist nach vorne gekrümmt, sodass wir uns nach hinten beugen können. Der untere Teil des Rückens trägt das Gewicht des gesamten Rumpfes – kein Wunder also, dass wir dort oft Schmerzen verspüren.

Über der Lendenwirbelsäule befinden sich die zwölf Brustwirbel, von denen jeder mit einer Rippe in Verbindung steht. Die Brustwirbelsäule hält den Brustkorb. Sie ist nach hinten gewölbt und ermöglicht es uns, uns seitwärts zu drehen und uns nach vorne zu beugen.

Die sieben Halswirbel schließlich bestimmen die Länge des Halses. Sie sind die kleinsten und empfindlichsten aller

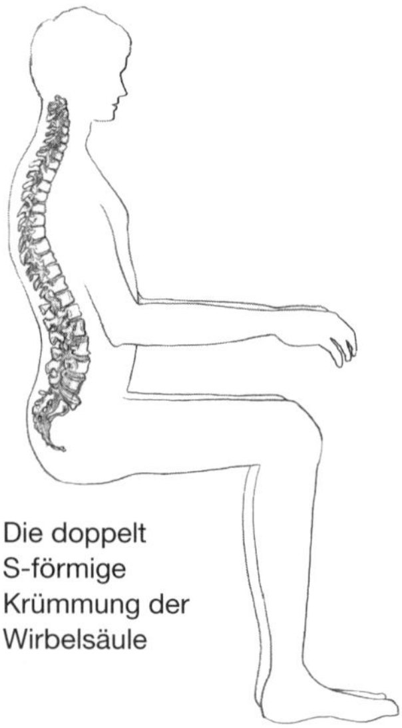

Die doppelt S-förmige Krümmung der Wirbelsäule

Wirbelknochen. Der oberste Wirbel ist nach dem griechischen Gott Atlas benannt, der mit Zeus in Konflikt geriet und dazu verdammt wurde, am Rande der Welt zu stehen und den Himmel auf seinen Schultern zu tragen. Der zweite Halswirbel, Axis, liegt direkt unter dem Atlas. Zusammen schaffen diese beiden obersten Wirbel durch eine besonders gelenkige Verbindung einen Drehpunkt, der Kopfdrehungen ermöglicht.

Zwischen je zwei Wirbeln befindet sich eine Bandscheibe, die als Stoßdämpfer dient. Die Bandscheiben sorgen dafür, dass Stöße und Erschütterungen aufgefangen und gedämpft werden und die einzelnen Wirbel beweglich miteinander verbunden sind. Sie haben einen kissenartigen weichen Gallertkern, der von einem Faserring umschlossen wird. Er verteilt den Druck gleichmäßig in alle Richtungen. Wenn man sich bückt, bewegt sich dieser Kern entgegengesetzt zu der Richtung, in der das Gewicht des Körpers die Scheibe zusammenpresst. Durch den enormen Druck, der während eines Tages auf die Bandscheiben ausgeübt wird, werden sie so stark komprimiert, dass es zu einem Flüssigkeitsverlust kommt. Um ihre Elastizität beizubehalten, müssen die Bandscheiben daher regelmäßig Flüssigkeit aufnehmen. Tagsüber kann dies durch Belastung und Entlastung bei Bewegungsabläufen geschehen. Während wir schlafen, dehnen sich die Bandscheiben wieder aus und nehmen Flüssigkeit auf, die während des Tages herausgequetscht wurde.

Die Wirbelsäule ist doppelt S-förmig gekrümmt. Diese Form macht sie hoch elastisch, verleiht ihr optimale Stützkraft und die Fähigkeit, Erschütterungen beim Gehen, Laufen und Springen abzufedern. Auch das empfindliche Gehirn wird auf diese Weise vor größeren Erschütterungen bewahrt. Winzige Anpassungen zwischen Knochen und Bandscheiben ermöglichen es, den Körper mit geringer Muskelanstrengung aufrecht zu balancieren.

Dynamisches und ergonomisches Sitzen

Die Wirbelsäule sollte ständig in Bewegung sein, doch bei der Arbeit am Bildschirm bleibt sie zumeist in einer nach vorne geneigten Haltung fixiert. Dies führt nicht nur zu einer Überbeanspruchung der Muskeln, sondern auch zu dauerhaftem Druck auf die Bandscheiben. Am besten und ergonomischsten ist eine Haltung, bei der die Wirbelsäule aufrecht über dem Körperschwerpunkt in Balance bleibt. Studien zeigen, dass Sitzen in einer leicht nach hinten geneigten Haltung, in ei-

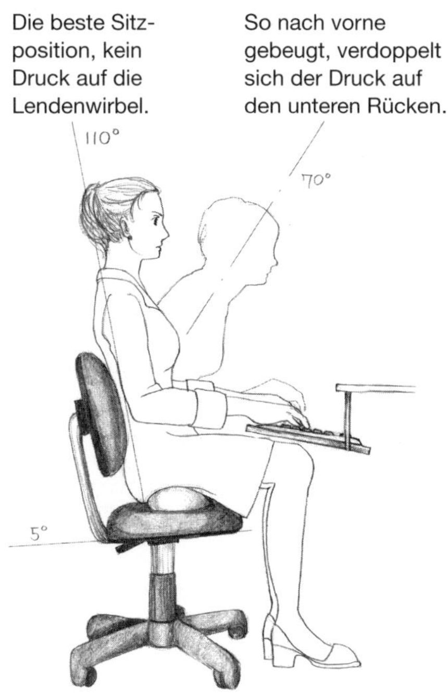

nem Winkel von 100 bis 128 Grad, am gesündesten ist, da in dieser Position eine deutliche Verringerung der Muskelanspannung und des Drucks auf die Bandscheiben im Bereich der Lendenwirbelsäule zu beobachten ist. Beim so genannten »dynamischen Sitzen« bewegt man sich vorwärts und rückwärts oder lehnt sich zur Seite, sodass die Belastung immer wieder ein wenig verlagert wird.

Auf einem Ball zu sitzen ist eine wunderbare Möglichkeit, diese Balance ohne Anstrengung zu erreichen. Da jedoch die meisten Büros leider nicht mit großen Gummibällen ausgestattet sind, können Sie stattdessen auch ein kleines luftgefülltes Ballkissen verwenden, das beinahe dieselbe Flexibilität für dynamisches Sitzen bietet. Mit einem derartigen Kissen können Sie den Schwerpunkt leicht verlagern und gleichzeitig den idealen 110-Grad-Winkel zwischen Sitzfläche und Rücken beibehalten.

Wenn Sie den Bildschirm außerdem so aufstellen, dass Sie direkt auf ihn blicken, ohne Ihren Nacken zu beugen, haben Sie die ideale Sitzposition für Bildschirmarbeit.

Der Rücken

Mehr als 100 Muskeln durchziehen unseren Rumpf und bilden auf beiden Seiten des Körpers identische Paare. Sie liegen übereinander und sind in Gruppen angeordnet.

Die Muskelgruppe des Rückenstreckers (Musculus erector spinae) bildet eine mächtige Muskelsäule, die tief in den Furchen auf beiden Seiten der Wirbelsäule, zwischen

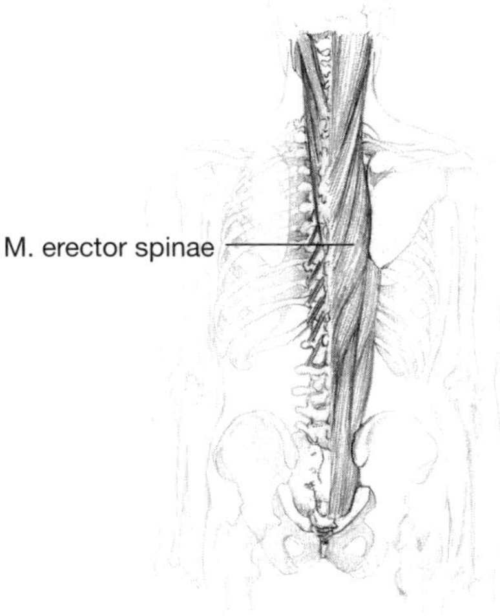

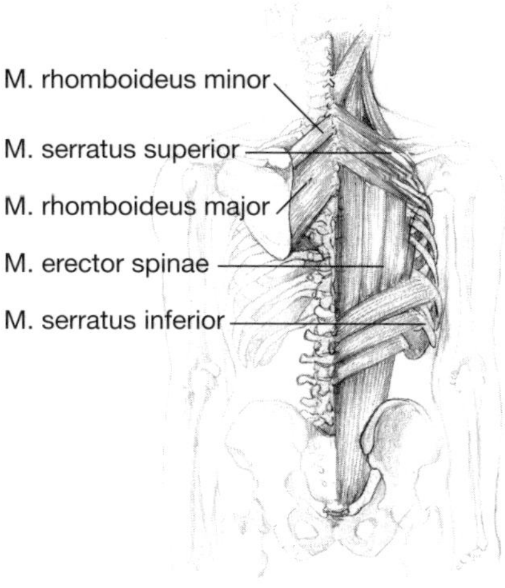

Wirbeln und Rippen, liegt. Diese Muskeln bewältigen die Aufgabe, den Menschen aufrecht und dabei trotzdem beweglich zu halten.

Die Rückenstrecker-Muskeln heben den Rumpf, wenn wir uns aus einer gebückten Haltung aufrichten, ziehen die Wirbelsäule nach hinten oder zur Seite und stützen das Gewicht des Kopfes.

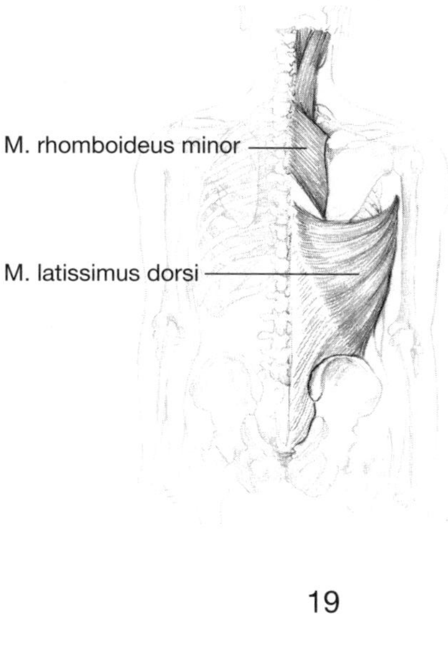

Die vier Sägezahnmuskeln (Musculus serratus) stützen den Rückenstrecker. Das obere Paar hebt die oberen Rippen und hilft uns beim Einatmen, das untere Paar drückt die unteren Rippen zusammen, wenn wir ausatmen.

Der Große (oder Breite) Rückenmuskel (Musculus latissimus

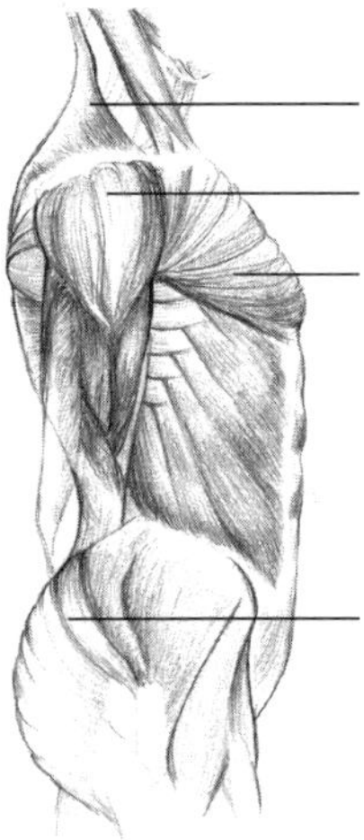

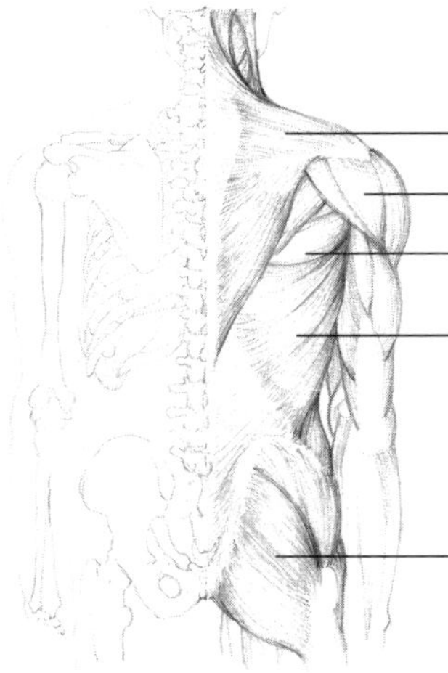

dorsi), der größte Muskel des Menschen, beginnt am Kreuzbein, am äußersten Ende der Wirbelsäule. Er zieht sich bis zum Oberarm hinauf und bedeckt alle darunter liegenden Muskeln. Er stabilisiert die Wirbelsäule, hilft bei verschiedenen Armbewegungen und dient als Hilfsmuskel beim Ausatmen.

Zwischen Schulterblatt und Wirbelsäule sehen wir die Rautenmuskeln (Musculus rhomboideus minor und major), die das Schulterblatt bewegen und stabilisieren.

In der Seitenansicht sieht man gut, wie der Große Rückenmuskel sich nach oben zieht und ein Ende des äußeren schrägen Bauchmuskels an der Seite des Brustkorbs bedeckt.

Außerdem kann man sehen, wie sich der Große Brustmuskel (Musculus pectoralis major) vom Brustbein bis zu den Armen erstreckt.

Der Sägezahnmuskel ist sehr gut zu erkennen. Er bildet ein charakteristisches Muster, das wie eine Reihe von Sägezähnen aussieht.

In der rechten Abbildung auf S. 20 sehen wir die äußere Muskelschicht des Rückens. Hier befinden sich zwei sehr große Muskeln, die die Wirbelsäule und die Arme miteinander verbinden: Der Trapez- oder Kapuzenmuskel (Musculus trapezius) setzt in der Mitte des Rückens an und bedeckt den oberen Rumpf bis zum äußeren Rand der Schulter und zum Hinterhauptsbein. Der zweite große Muskel ist der Große Rückenmuskel, der den größten Teil des Rückens bedeckt.

Zu den Rumpfmuskeln gehört auch der Große Gesäßmuskel (Musculus glutaeus maximus), der zusammen mit den Bauchmuskeln durch das Aufrichten des Beckens das Hüftgelenk streckt. Wenn der Körperschwerpunkt nach vorne verlagert wird, verhindert er, dass wir vornüber fallen.

Der Rückenschmerz-Muskel

Tief im Becken befindet sich eine Muskelgruppe, die daran beteiligt ist, unsere Wirbelsäule beim Sitzen zu stabilisieren. Der Hüftbeuger (Musculus iliopsoas) ist entlang der unteren Rückenwirbel befestigt, das untere Ende dieses Muskels setzt mit der Psoas-Sehne an der Innenseite des Oberschenkelknochens am Hüftgelenk an.

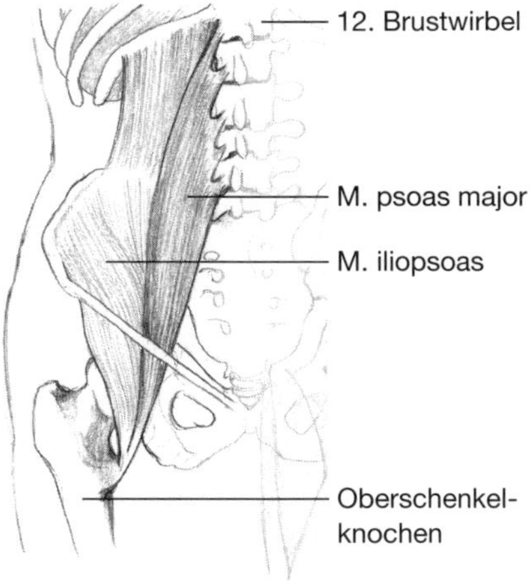

Der Hüftbeuger verläuft diagonal und schützt auf diese Weise die lebenswichtigen Organe des Unterleibs. Stellen Sie sich Ihr Be-

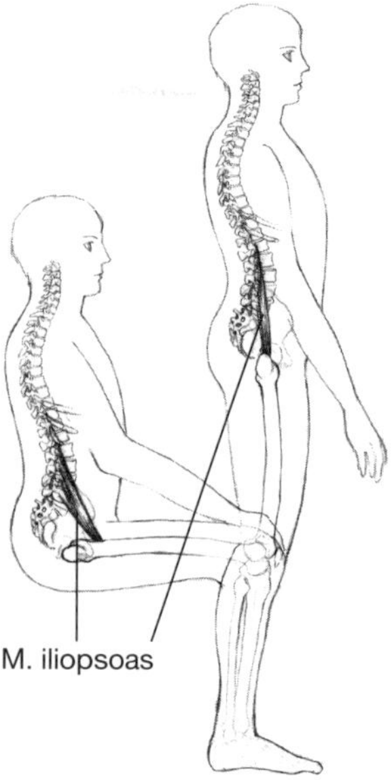

cken als Basis einer Skelettstruktur in Balance vor, aus der sich die Wirbelsäule erhebt. Damit Ihr Becken eine stabile Basis bilden kann, muss es als Teil des Rumpfes und nicht als Teil der Beine fungieren.

Da Computer-User viele Stunden sitzen, können Muskeln, die am Sitzen, Stehen und Gehen beteiligt sind, in Mitleidenschaft gezogen werden. Wenn wir längere Zeit sitzen, werden die Muskeln kontrahiert und daher verkürzt. In der Folge werden sie beim Aufstehen gestreckt und üben eine Zugkraft auf die Lendenwirbelsäule aus, die schließlich zu Kreuzschmerzen führt. Schmerzen im Lendenbereich sind für Computer-User ein bekanntes Problem. Sie werden oft durch eine Verspannung der Hüftbeuger verursacht. Diese Muskeln sind am Heben und Vorwärtsschwingen der Beine beim Gehen beteiligt, aber auch, wenn wir uns aus dem Liegen aufrichten oder wenn wir den Körper beim Sitzen gerade halten. Wenn wir die meiste Arbeit im Sitzen verrichten, verkürzen sich die Hüftbeuger, wodurch das Becken und die Lendenwirbelsäule nach vorne gezogen werden, wenn wir aufstehen.

Beim Stehen und Gehen werden die Hüftbeuger ganz gestreckt. Wenn wir unsere Beine heben und vor- und zurückschwingen, trainieren wir unsere Hüftbeugemuskeln.

Übungen für die Hüftbeugemuskulatur

Entlastung des Hüftbeugers

1. Nehmen Sie ein dickes Buch und legen Sie es etwa 30 Zentimeter von einer Wand entfernt auf den Boden. Stellen Sie sich mit Ihrem rechten Bein auf das Buch und stützen Sie sich mit der rechten Hand zur Balance leicht seitlich an der Wand ab.
2. Lassen Sie Ihr linkes Bein und Ihren linken Fuß ganz locker und entspannt nach unten hängen. Schwingen Sie das Bein wie ein Pendel sanft vorwärts und rückwärts. Achten Sie darauf, dass Sie den Oberkörper gerade halten. Beobachten Sie, ob Sie die Pendelbewegung tief in Ihrem Körper spüren können. Sie sollte hinter dem Solarplexus (Sonnengeflecht) beginnen.
3. Schwingen Sie Ihr Bein ein bis zwei Minuten lang. Steigen Sie dann von dem Buch hinunter und beobachten Sie, ob sich Ihr Bein jetzt anders anfühlt. Sie haben die Hüftbeugemuskulatur des schwingenden Beines entspannt, und höchstwahrscheinlich wird sich dieses Bein jetzt länger und freier anfühlen.
4. Wechseln Sie nun Ihre Position und schwingen Sie das andere Bein.

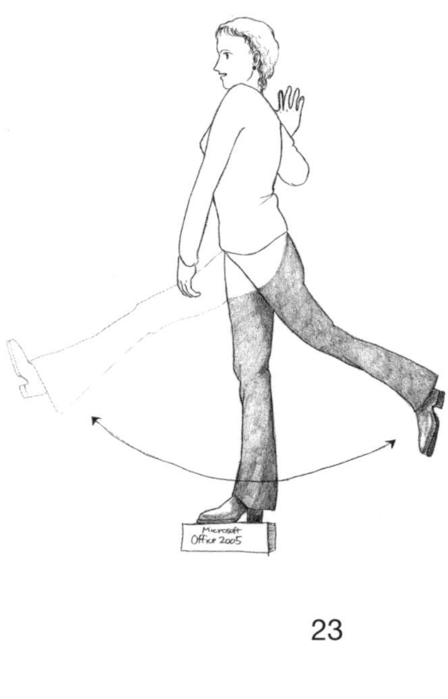

Übungen für die Rückenmuskulatur

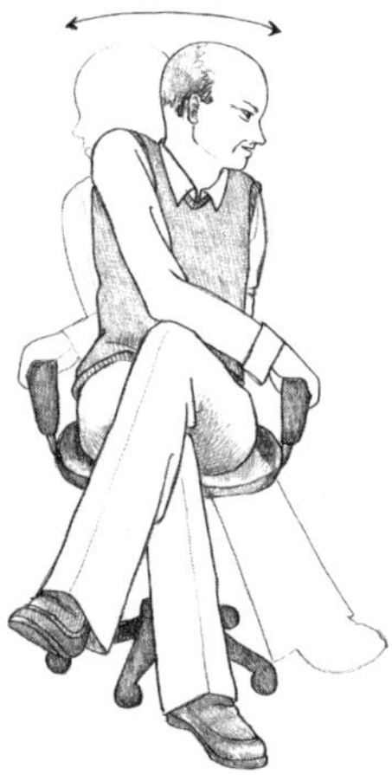

Seitendrehung

Eine einfache Art, Verspannungen zu lösen und die Wirbelsäule beweglich zu halten, besteht darin, den Rückenstrecker zu dehnen.

1. Setzen Sie sich auf Ihrem Stuhl gerade hin und legen Sie das linke Bein über das rechte.
2. Drehen Sie Ihren Kopf und Ihren Oberkörper nach links. Bleiben Sie zehn Sekunden in dieser Haltung und drehen Sie sich langsam wieder zurück.
3. Legen Sie das rechte Bein über das linke und drehen Sie Ihren Kopf und Ihren Oberkörper nach rechts.
4. Bleiben Sie zehn Sekunden in dieser Haltung und drehen Sie sich langsam wieder zurück.
5. Wiederholen Sie dies fünfmal.

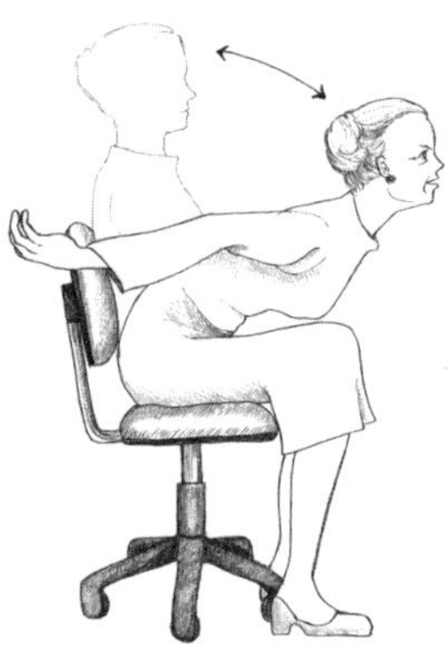

Fliegen

Diese Übung löst Verspannungen im Rücken.

1. Setzen Sie sich an den Rand Ihres Stuhls, beide Füße stehen fest auf dem Boden.
2. Beugen Sie sich nach vorne und bewegen Sie Kopf und Arme nach hinten. Bleiben Sie zehn Sekunden in dieser Haltung.

3. Bewegen Sie sich langsam in die aufrechte Haltung zurück.
4. Wiederholen Sie dies fünfmal.

Das Gewicht verlagern

Diese Übung ist besonders dafür geeignet, eine Verspannung der Lendenwirbelsäule zu lösen.

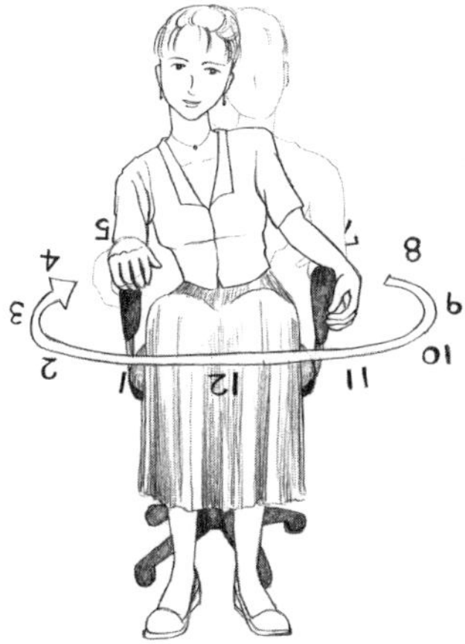

1. Sitzen Sie ganz normal und beginnen Sie, den unteren Teil des Rückens in Richtung der vollen Stunden auf einem Ziffernblatt zu verlagern.
2. Beginnen Sie mit der Verlagerung z.B. in Richtung 3 Uhr, dann in Richtung 9 Uhr, 12 Uhr usw., bis Sie das Becken in alle Richtungen bewegt haben. Die Reihenfolge spielt dabei keine Rolle.
3. Um die Lendenwirbelsäule zu lockern, sollten Sie diese Übung idealerweise in alle zwölf Richtungen durchführen, mindestens jedoch in sechs davon.

Sich vornüber beugen

Diese Übung ist großartig für eine kleine Pause, die Ihre Sicht der Dinge völlig verändert, Ihren Geist erfrischt und Verspannungen im Rücken löst.

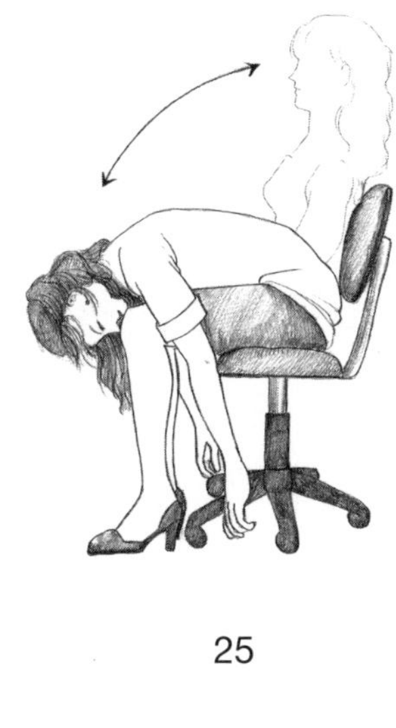

1. Rücken Sie Ihren Stuhl vom Tisch weg und beugen Sie Ihren Oberkörper mit

dem Einatmen langsam nach unten, bis Ihr Brustkorb auf Ihren Beinen ruht und Ihre Arme locker nach unten hängen.

2. Entspannen Sie sich völlig, indem Sie ganz langsam ausatmen. Bleiben Sie zehn Sekunden in dieser Haltung.
3. Richten Sie Ihre Wirbelsäule langsam von unten nach oben wieder auf.
4. Wiederholen Sie dies fünfmal.

Weitere Rückenübungen

Im Folgenden stelle ich Ihnen noch mehr Rückenübungen vor, mit denen Sie Ihr Übungsprogramm ergänzen können.

Überkreuz-Bewegung

Diese Übung löst nicht nur Verspannungen, sondern bringt Ihren ganzen Körper in Schwung. Außerdem sorgt sie für Balance des Energieflusses zwischen den beiden Gehirnhälften, sodass Sie sich besser konzentrieren können.

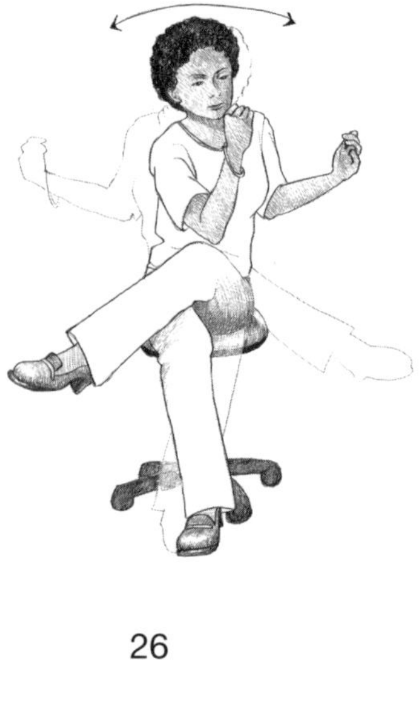

1. Sitzen Sie ungezwungen auf Ihrem Stuhl. Führen Sie Ihr linkes Knie und Ihren rechten Ellbogen direkt vor Ihrer Körpermitte zueinander. Beugen Sie den linken Arm und bewegen Sie ihn nach hinten.
2. Nun führen Sie Ihr rechtes Knie und Ihren linken Ellbogen zueinander.

Beugen Sie den rechten Arm und bewegen Sie ihn nach hinten.

3. Wiederholen Sie dies zehnmal schnell hintereinander.

Sich seitwärts beugen

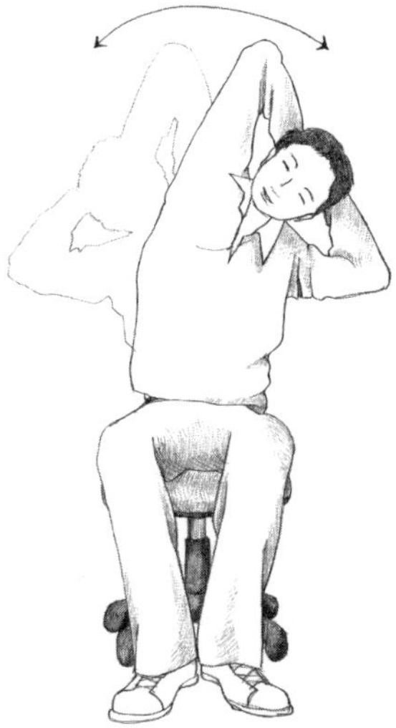

Diese Übung löst Verspannungen entlang der gesamten Wirbelsäule und in den Schultern. Sie können sie im Sitzen oder im Stehen machen.

1. Verschränken Sie die Hände im Nacken und beugen Sie Ihren Oberkörper ganz langsam so weit Sie können nach links und nach rechts. Es ist sehr wichtig, dass Sie diese Übung langsam machen. Sie können dabei sogar weiterarbeiten und Text auf dem Bildschirm lesen.
2. Beugen Sie sich fünfmal nach jeder Seite.

Vor- und Rückwärtsbeuge

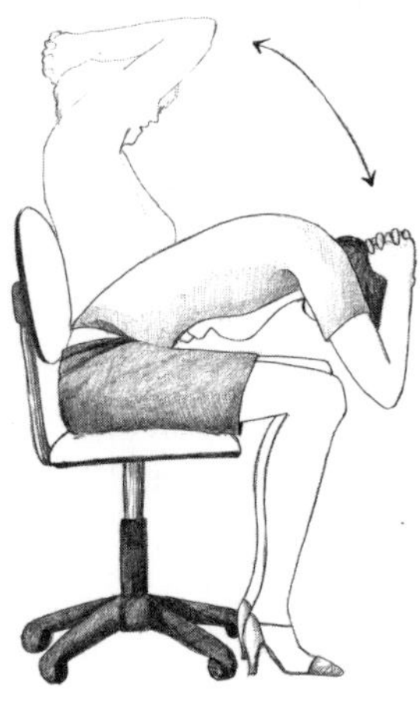

Diese Übung löst Rückenverspannungen auf andere Weise. Sie wirkt auf verschiedene Muskelgruppen, sowohl an der Vorder- als auch an der Rückseite. Machen Sie diese Übung am besten im Sitzen.

1. Falten Sie die Hände im Nacken und beugen Sie sich so weit wie möglich nach vorne, ohne sich nach unten zu beugen.

2. Richten Sie sich langsam auf und beugen Sie sich so weit wie möglich nach hinten.
3. Wiederholen Sie dies fünfmal, so langsam wie möglich.

Den Oberkörper rotieren lassen

Diese Übung wirkt auf Schultern und Rückenmuskeln und löst Verspannungen in diesem Bereich.

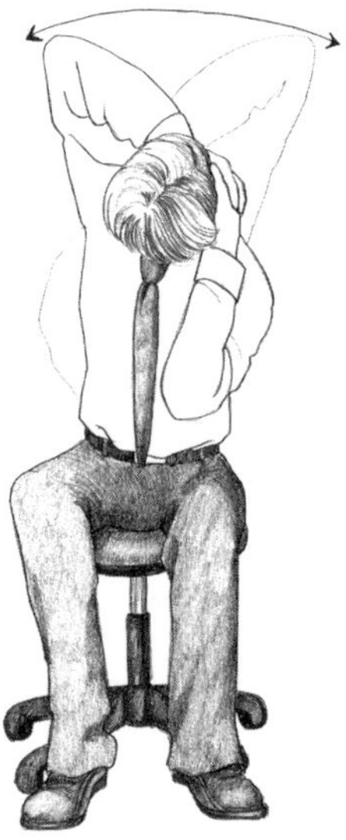

1. Verschränken Sie die Hände im Nacken und drehen Sie Ihren Oberkörper langsam in einer rotierenden Bewegung so weit wie möglich nach rechts, während Sie gleichzeitig den rechten Ellbogen nach oben und den linken Ellbogen nach unten bewegen. Gehen Sie anschließend in die aufrechte Position zurück.
2. Nun machen Sie diese Bewegung nach links und gehen danach wieder in die aufrechte Position zurück.
3. Machen Sie die Bewegung nach jeder Seite fünfmal.

Die Schultern

Die Schulterknochen werden von Wirbelsäule und Brustkorb getragen und bilden die Basis für die Arme. Sie sind außerordentlich flexibel und werden durch einige der kräftigsten Körpermuskeln an ihrem Platz gehalten. Die Schultern ermöglichen den Armen und Händen, ihre Arbeit zu verrichten.

Computer-User tendieren dazu, sich nach vorne zu beugen, wenn sie auf den Bildschirm blicken. Um jedoch effizient arbeiten zu können, müssen wir die Haltung der Schultern so ausbalancieren, dass wir die Muskeln nur minimal beanspruchen, um uns aufrecht zu halten und zu arbeiten.

Arbeitsplatzergonomie spielt hierbei eine große Rolle. Zum Beispiel ist der Arbeitsstuhl im Verhältnis zur Schreibtischhöhe oft ein paar Zentimeter zu niedrig, sodass Sie Ihre Schultern leicht anheben müssen. Diese Körperhaltung ist die Hauptursache für Schulterschmerzen. Achten Sie also darauf, dass Ihre Arbeitsmöbel richtig eingestellt sind.

Die Muskeln des Schultergürtels

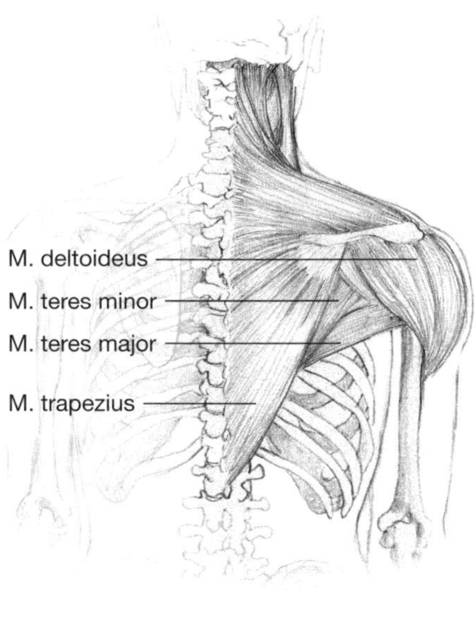

Der große Trapezmuskel (Musculus trapezius) formt den oberen Rücken und den Nacken. Er verbindet den Hals mit der Wirbelsäule, den Rippen und den Schulterknochen. Er hebt und senkt den Schultergürtel, dreht und neigt den Kopf und hebt und dreht die Arme. Er hat die Form eines Dreiecks, dessen Spitze nach unten zur Mitte des Rückens weist. Viele Menschen, die am Computer

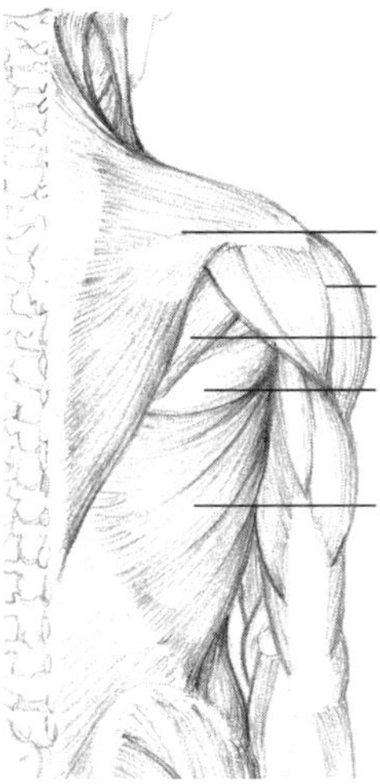

arbeiten, klagen über Schmerzen in der Mitte des Rückens genau dort, wo der Trapezmuskel ansetzt.

Der große und mächtige Deltamuskel (Musculus deltoideus) umgibt die Schultergelenke und gibt der Schulter ihre abgerundete Form. Er entspringt am Schlüsselbein und am Schulterblatt und endet beim Oberarmknochen. Die Funktionen des Deltamuskels sind vielfältig und komplex. Je nachdem, welcher der drei Bereiche des Muskels angespannt wird, resultieren daraus verschiedene Bewegungen. Zusammen mit dem Großen Brustmuskel bewegt er den Arm nach vorne und zusammen mit dem Großen Rundmuskel (Musculus teres major) und dem Großen Rückenmuskel nach hinten.

Der Große Brustmuskel bedeckt den gesamten Brustbereich und bewegt Schultergürtel und Schultergelenk. Er führt die Arme vor dem Körper zusammen und hilft bei der Innenrotation. Der Kleine Brustmuskel (Musculus pectoralis minor) liegt direkt unter dem Großen Brustmuskel und wird von ihm völlig bedeckt. Er zieht das Schulterblatt schräg nach unten an die Rückwand des Brustkorbes und dient zusammen mit dem Großen Brustmuskel beim Aufstützen der Arme als Atemhilfsmuskel.

Der vordere Sägezahnmuskel (Musculus serratus anterior) zieht das Schulterblatt nach vorne und nach oben, sodass der Arm über die Schulter gehoben werden kann. Er verleiht

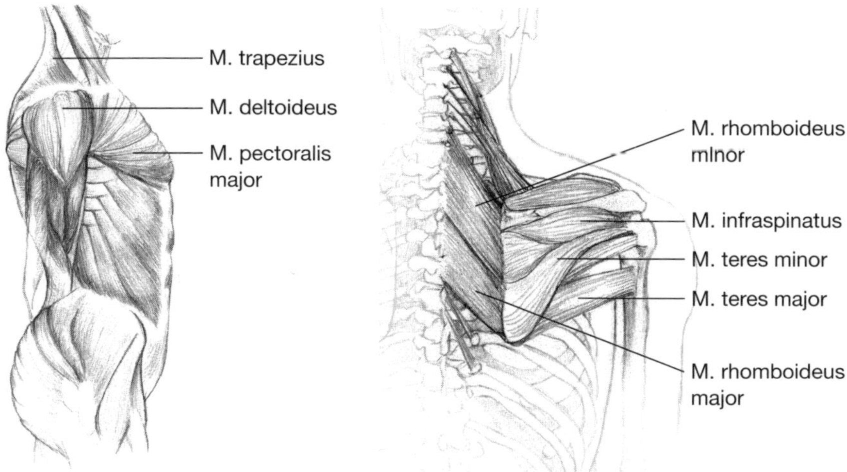

einem Schlag Kraft und verhindert auch, dass das Schulterblatt zu weit nach außen rutscht, indem er es an den Brustkorb heranzieht. Der Große und der Kleine Rautenmuskel sind großteils vom Trapezmuskel verdeckt. Sie ziehen das Schulterblatt gleichfalls zur Mitte.

Der Untergrätenmuskel (Musculus infraspinatus) und der Kleine Rundmuskel (Musculus teres minor) bedecken die hintere Oberfläche des Schulterblattes und rotieren den Arm nach außen. Der Unterschulterblattmuskel (Musculus subscapularis) liegt hinter dem Schulterblatt verborgen und rotiert den Arm nach innen. Der Große Rundmuskel ist in der Achselhöhle zu finden und hilft bei der Rotation des Armes nach innen.

Übungen für die Schultern

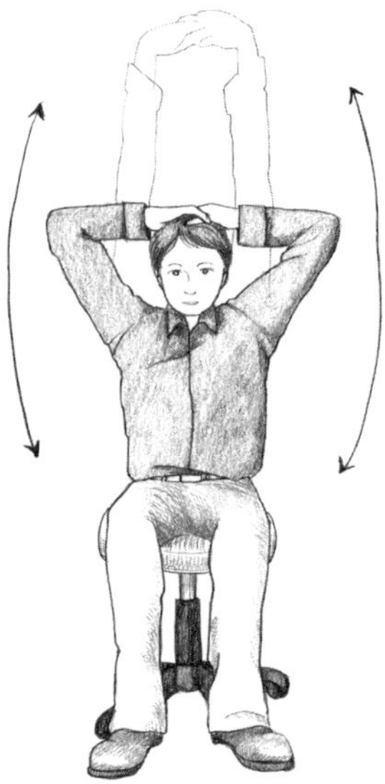

Symmetrisches Schulterheben

Diese Übung wirkt der Tendenz entgegen, die Schultern anzuheben, wenn der Schreibtisch zu hoch ist. Schulterverspannungen können durch das Hochstrecken von Armen und Schultern gelöst werden. Auch diese Übung können Sie machen, während Sie auf den Bildschirm blicken.

1. Legen Sie Ihre Hände auf Ihren Kopf.
2. Heben Sie Arme und Schultern gleichzeitig in die Höhe, während Sie einatmen. Bleiben Sie in dieser Haltung und zählen Sie bis fünf.
3. Senken Sie Arme und Schultern, während Sie ausatmen. Entspannen Sie sich.
4. Wiederholen Sie dies fünfmal.

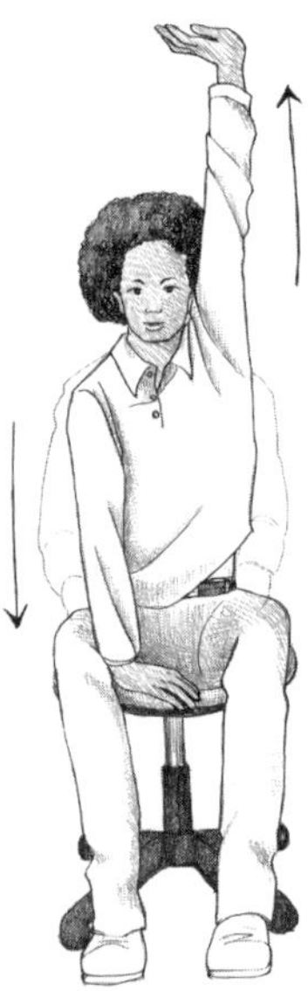

Asymmetrisches Schulterdehnen

Indem Sie eine Schulter nach oben und die andere nach unten ziehen, erreichen Sie eine deutliche Lösung von Verspannungen. Auch während dieser Übung können Sie weiterhin auf den Bildschirm blicken.

1. Halten Sie die Hände vor Ihrer Brust.
2. Heben Sie nun während des Einatmens eine Hand und senken Sie gleichzeitig

die andere. Strecken Sie sich in beide Richtungen und bleiben Sie in dieser Haltung, während Sie bis fünf zählen.

3. Führen Sie die Hände während des Ausatmens langsam in die Ausgangsposition vor der Brust zurück.
4. Wiederholen Sie dies fünfmal und wechseln Sie dann die Seite.

Dem Unendlich-Symbol folgen

Dies ist eine großartige Möglichkeit, Verspannungen in allen Schultermuskeln zu lösen.

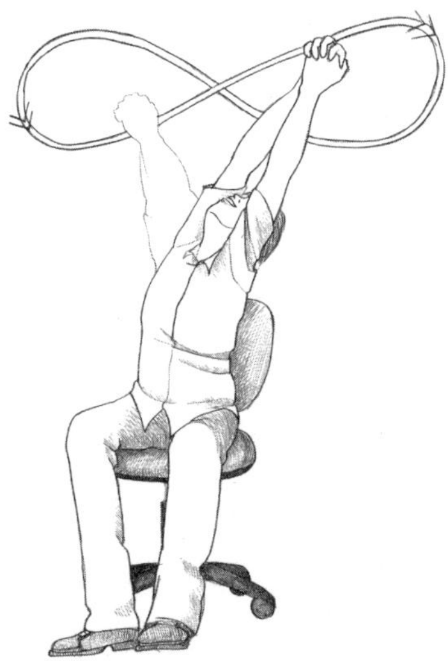

1. Verschränken Sie die Hände und strecken Sie die Arme gerade aus.
2. Malen Sie mit den Händen eine liegende Acht, also ein Unendlich-Symbol, in die Luft und folgen Sie Ihren Händen mit dem Kopf und mit den Augen. Atmen Sie bei der Bewegung nach oben ein und bei der Bewegung nach unten aus.
3. Zeichnen Sie fünf Unendlich-Symbole in die Luft.

Schwingen wie eine Weide

Dies ist eine sehr anmutige Übung, mit der Sie Verspannungen entlang der Rumpfseite lösen. Stellen Sie sich Ihr Büro als ein Feld von Weidenbüschen vor, die sich im Wind bewegen.

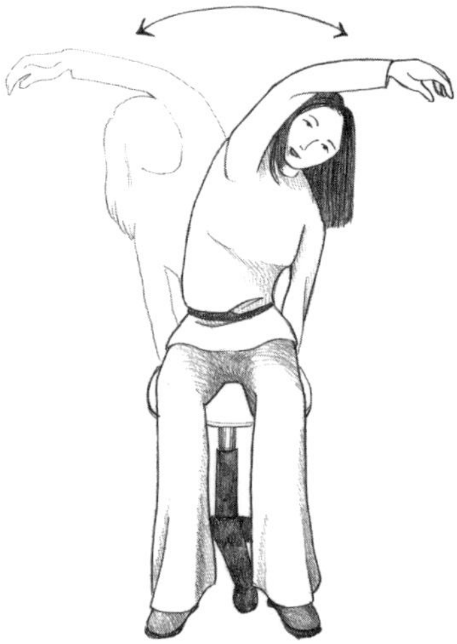

1. Lassen Sie den linken Arm herabhängen, heben Sie den rechten Arm über Ihren Kopf und beugen Sie sich nach links. Bleiben Sie in dieser Haltung, während Sie bis fünf zählen.
2. Senken Sie den rechten Arm, heben Sie den linken Arm über Ihren Kopf und beugen Sie sich nach rechts. Bleiben Sie in dieser Haltung, während Sie bis fünf zählen.
3. Senken Sie den linken Arm.
4. Wiederholen Sie dies fünfmal.

Weitere Schulterübungen

Auch die folgenden Übungen können Sie durchführen, um Verspannungen zu lösen. Suchen Sie sich einfach diejenigen aus, die am besten für Sie geeignet sind.

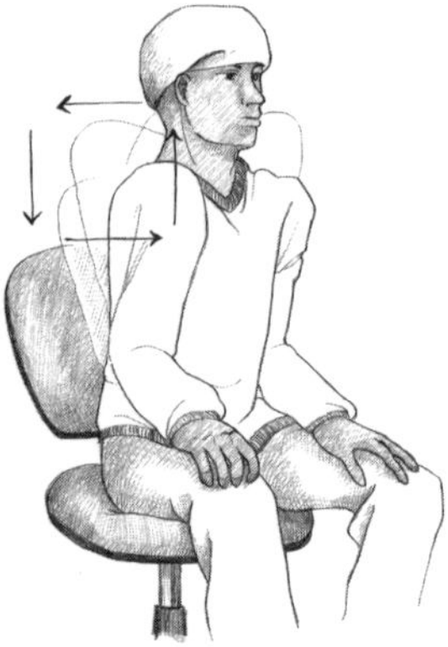

Der Schulterwürfel

Diese Übung ist eine einfache Möglichkeit, Schulterverspannungen zu lösen, während Sie sich weiterhin auf den Bildschirm konzentrieren.

1. Heben Sie Ihre Schultern, bewegen Sie die Schultern nach hinten, dann nach unten und nach vorne, sodass Sie ein

Quadrat umschreiben. Halten Sie jede Position eine Weile, indem Sie bis fünf zählen.

2. Wiederholen Sie dies fünfmal.

Sie können diese Übung variieren, indem Sie Ihre Schultern in die entgegengesetzte Richtung bewegen. Oder testen Sie Ihre Konzentration, indem Sie beide Schultern in einander entgegengesetzte Richtungen bewegen.

Öffnen Sie Ihre Schultern

Auch diese Übung können Sie durchführen, während Sie auf den Bildschirm blicken. Das Ziel ist es, den Brustkorb zu öffnen.

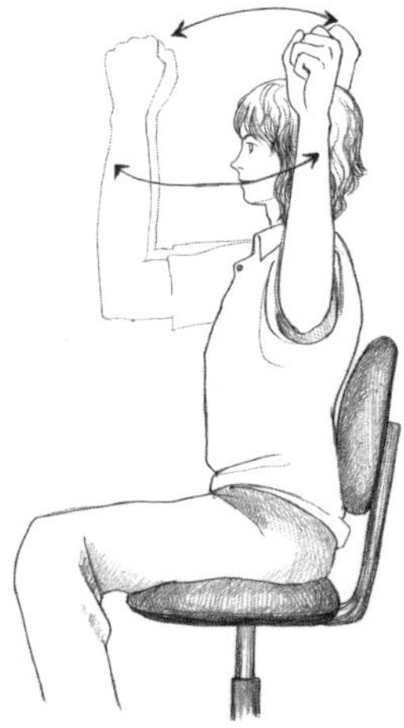

1. Heben Sie Ihre Ellbogen vor Ihren Körper, sodass Ihre Oberarme einen 90-Grad-Winkel zu Ihrem Rumpf bilden.
2. Schwingen Sie die Arme nach außen. Bleiben Sie in dieser Haltung und zählen Sie bis fünf.
3. Schwingen Sie die Arme wieder zurück.
4. Wiederholen Sie diese Bewegung fünfmal.

Die Schultern nach hinten bewegen

Dies ist eine weitere Möglichkeit, Brust und Schultern zu öffnen. Die Übung wirkt dem Bestreben entgegen, die Schultern nach vorne einzurollen, wenn Sie sich zum Bildschirm beugen. Am besten ist es, die Übung im Stehen zu machen.

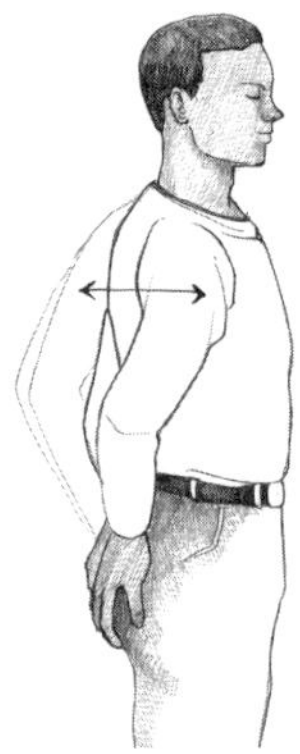

1. Legen Sie Ihre Hände links und rechts der Wirbelsäule direkt unterhalb der Gürtellinie auf.
2. Drücken Sie Ihre Arme und Schultern nach hinten und bleiben Sie in dieser Haltung, während Sie bis fünf zählen.
3. Dann lassen Sie locker und entspannen Ihre Muskeln.
4. Wiederholen Sie dies fünfmal.

Der große Kreis

Diese Übung können Sie im Sitzen oder im Stehen durchführen. Die Bewegungen lösen Verspannungen in Schultern und Armen.

1. Legen Sie die Handrücken direkt vor Ihrem Bauch mit den Fingern nach unten aneinander.

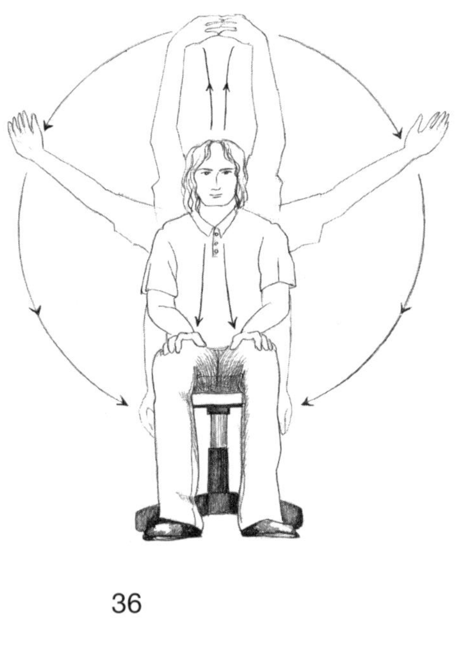

2. Bewegen Sie beide Hände nach oben und dann in einem großen Bogen nach außen und wieder zurück in die Ausgangshaltung. Führen Sie die Bewegung langsam aus. Atmen Sie ein, während Sie die Hände nach oben bewegen, und atmen Sie aus, während Sie die Hände nach unten bewegen.
3. Beschreiben Sie fünf große Kreise.

Der Nacken

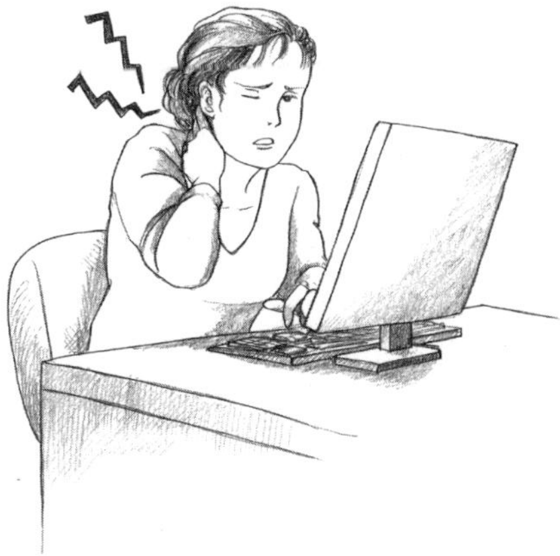

Computer-User neigen dazu, ihren Kopf zu beugen, um den Bildschirm zu sehen oder um Unterlagen besser lesen zu können, besonders wenn sie mit einem Notebook arbeiten. Wenn man sich längere Zeit auf diese Weise nach vorne beugt, verspannen sich die Nackenmuskeln. Und wenn man seinen Kopf tagelang, monatelang, ja sogar jahrelang gebeugt hält, führt das nicht nur zu Nacken-, sondern auch zu Kopfschmerzen, wenn die Verspannung sich fortsetzt.

Auch Ihre Wirbelsäule ist involviert, da die oberen Halswirbel durch die dauernde Neigung des Kopfes ständig vorne gequetscht werden. Das kann zu ernsthaften Problemen, wie zum Beispiel chronischen Nackenschmerzen, führen. Manchmal sind die Wirbel nur ganz leicht verschoben, dann ist die Ursache für die Schmerzen oft trotz Röntgenuntersuchungen und zahlreichen Besuchen beim Chiropraktiker nur sehr schwer zu diagnostizieren.

Die Lösung liegt auf der Hand: Ändern Sie Ihre Körperhaltung bei der Arbeit und beachten Sie alle ergonomischen Empfehlungen. Nackenschmerzen werden hauptsächlich durch Bewegungsmangel verursacht. Wenn Sie am Bildschirm arbeiten, ist es besonders wichtig, Ihren Kopf und Ihren Hals so gerade wie möglich zu halten. Wenn Ihr Monitor zu weit links oder rechts steht, werden Sie unwillkürlich Ihren Kopf in diese Richtung drehen und die Muskeln anspannen, die Ihren Kopf halten. Auch das kann im Laufe der Zeit zu starken Nackenschmerzen führen. Stellen Sie Ihren Bildschirm daher direkt vor sich auf, sodass Sie Ihren Kopf nicht verdrehen müssen.

Im Folgenden werden wir uns mit der Anatomie des Nackens beschäftigen und etwas über die wichtigsten Hals- und Nackenmuskeln erfahren, sodass Sie wissen, welche Muskeln betroffen sind.

Die Hals- und Nackenmuskulatur

Die Hals- und Nackenmuskeln setzen zwischen dem Schädel und dem Schlüsselbein, den Schultern und dem Brustkorb an. Sie halten eine perfekte Spannung, sodass wir den Kopf in alle Richtungen bewegen können.

Wie andere Teile des Körpers hat auch der Hals mehrere Muskelschichten. Auf jeder Seite des Halses setzt ein großer Muskel am Brustbein und am Schlüsselbein an, der so genannte Kopfwender (Musculus sternocleidomastoideus), dessen Ende mit dem Schädelknochen hinter den Ohren verbunden ist. Wenn beide Kopfwender kontrahieren, ziehen sie das Kinn auf die Brust. Wenn nur einer sich zusammenzieht, wendet sich der Kopf zur Seite.

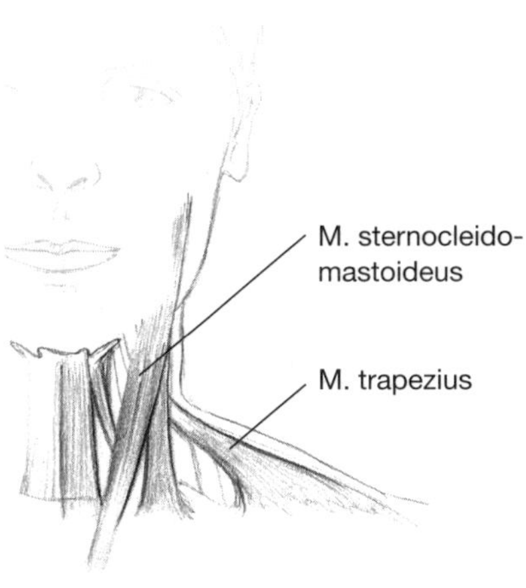

Wenn Kopf und Wirbelsäule unbeweglich gehalten werden, helfen beide Kopfwender, den Brustkorb bei intensiver Atmung zu heben. Der Kopfwender ist auch der Muskel, der sich manchmal verspannt, wenn man auf einem zu hohen oder zu niedrigen Kissen schläft.

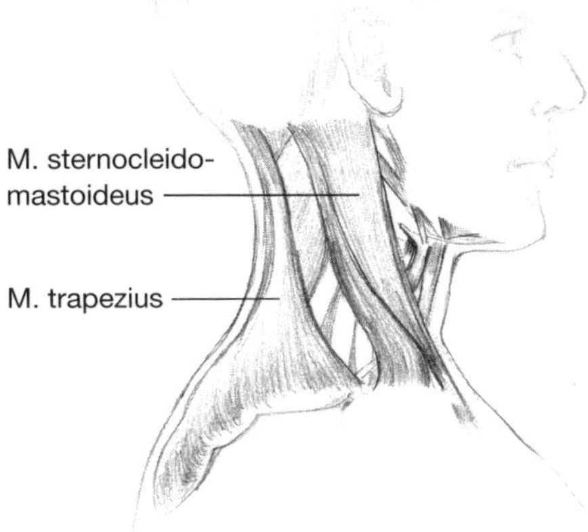

Tief im Nacken liegt ein Muskelpaar, das am Hinterhauptsbein ansetzt: die Halbdornmuskeln des Kopfes (Musculus semispinalis capitis). Sie strecken die Halswirbelsäule und helfen, den Kopf nach hinten zu neigen und zur Seite zu drehen.

An der Oberfläche setzt der Trapezmuskel am Hinterkopf an.

Da die meisten Rückenschmerzen, die Computer-User haben, auf Bewegungsmangel zurückzuführen sind, ist die vertikale Neigung des Bildschirms von größter Bedeutung: Sie sollten den Bildschirm so aufstellen, dass Sie Ihren Nacken die ganze Zeit mehr oder weniger gerade halten können. Das ist üblicherweise ein Winkel zwischen 20 und 50 Grad unterhalb der horizontalen Linie, wenn Sie geradeaus blicken.

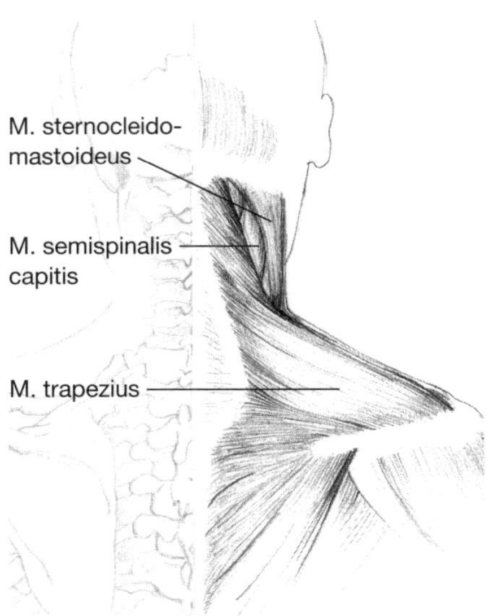

Die beste Art, Nackenmuskelschmerzen zu vermeiden, ist den Nacken zu bewegen, indem man einige der folgenden Übungen ausführt. Viele dieser Übungen kann man auch während der Arbeit machen.

Übungen für die Nackenmuskulatur

Von einer Seite zur anderen schwingen

Dies ist eine sehr einfache Übung, die Sie machen können, während Sie auf Ihren Bildschirm blicken, ohne dass Sie Gefahr laufen, die Konzentration zu verlieren. Sie lockert die wichtigsten Nackenmuskeln, die bei der Arbeit am Computer meist überlastet und verspannt sind.

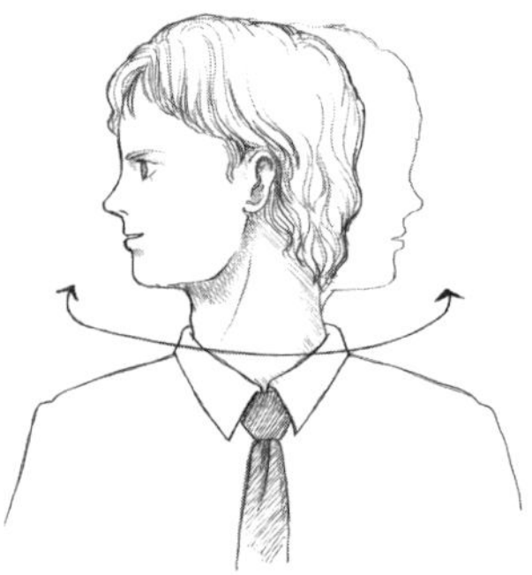

1. Atmen Sie ein, während Sie Ihren Kopf langsam und so weit es geht nach rechts zur Seite drehen, und atmen Sie so langsam wie möglich aus, während Sie Ihren Kopf wieder gerade drehen.
2. Wiederholen Sie den Vorgang, indem Sie sich nun nach links drehen.
3. Machen Sie die Übung fünfmal.

Den Kopf zur Seite neigen

Mit dieser Übung, die Sie ebenfalls machen können, während Sie auf den Bildschirm blicken, kontrahieren und entspannen Sie abwechselnd die wichtigsten Nackenmuskeln und lösen so Verspannungen.

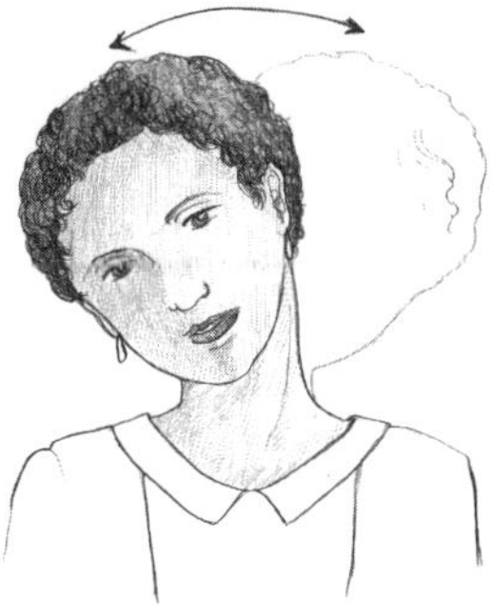

1. Atmen Sie ein, während Sie Ihren Kopf langsam nach rechts beugen.
2. Atmen Sie langsam aus, während Sie sich entspannen.
3. Atmen Sie nochmals ein, während Sie den Kopf wieder aufrichten.
4. Beugen Sie nun den Kopf auf die gleiche Weise nach links.
5. Wiederholen Sie die Übung fünfmal.

Den Kopf beugen

Diese Übung ist hervorragend dafür geeignet, Ihre wichtigsten Nackenmuskeln flexibel zu halten. Sie ist besonders hilfreich bei Verspannungen des Trapezmuskels, der bei Computer-Usern oft in Mitleidenschaft gezogen ist.

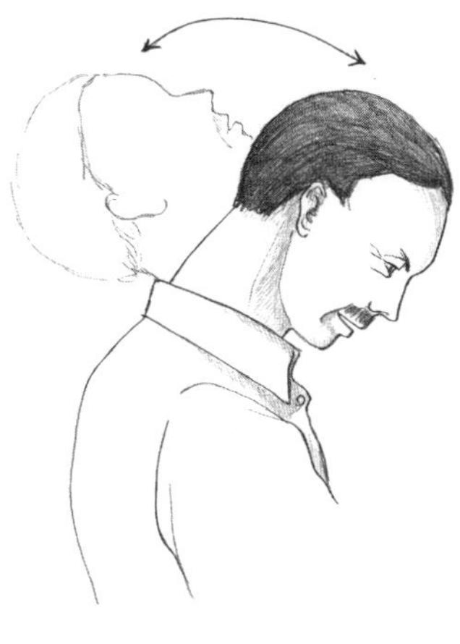

1. Atmen Sie aus, während Sie Ihren Kopf langsam nach vorne beugen.
2. Beginnen Sie mit dem Einatmen, während Sie den Kopf wieder aufrichten, und atmen Sie weiter langsam ein, während Sie den Kopf nach hinten fallen lassen.
3. Kehren Sie nun während des Ausatmens langsam in die aufrechte Position zurück.
4. Wiederholen Sie diese Übung dreimal.

Den Kopf kreisen lassen

Den Kopf kreisen zu lassen hilft, Verspannungen in allen Nackenmuskeln zu lösen. Es ist wichtig, dass Sie diese Übung so langsam wie möglich machen.

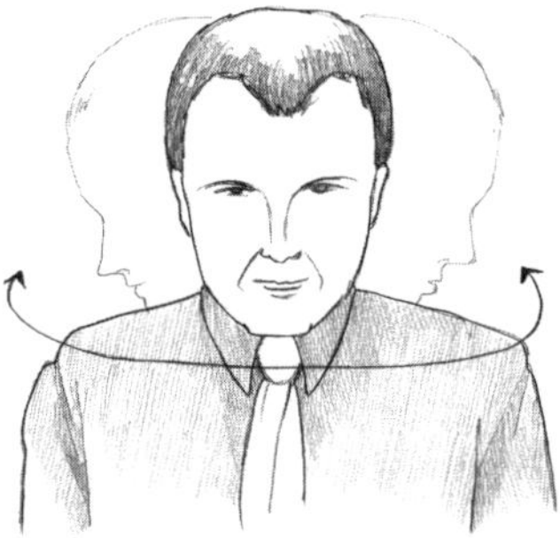

1. Beginnen Sie damit, Ihren Kopf nach links zu neigen, und bewegen Sie Ihren Kopf sehr langsam in einem großen Kreis im Uhrzeigersinn.
2. Atmen Sie während dieser Übung tief ein und aus.
3. Beschreiben Sie zwei Kreise im Uhrzeigersinn und zwei Kreise entgegen dem Uhrzeigersinn.

Die Hände

Unsere Hände sind an fast allen Arbeitssituationen beteiligt, sie sind unglaublich sensibel und ausdrucksstark. Jede Hand hat 14 Fingerknochen und fünf Mittelhandknochen. Das Handgelenk hat acht Karpalknochen, die sehr eng beieinander liegen und durch starke Bänder zusammengehalten werden.

Die Finger sind durch Beugesehnen mit den Muskeln im Unterarm verbunden, von denen sie bewegt werden. Die Beugesehnen laufen durch eine kleine Röhre an der Handgelenkinnenseite, den so genannten Karpaltunnel (Handwurzelkanal). Der Boden und die Seiten dieses Tunnels werden von den Handgelenksknochen gebildet und ein quer verlaufendes kräftiges Bindegewebsband bildet das Dach.

Das Karpaltunnelsyndrom

Der Karpaltunnel ändert seine Form je nachdem, wie wir unsere Hände benützen. Wenn Hand und Handgelenk eine gerade Linie bilden, hat der Karpaltunnel seinen größten Querschnitt. Wenn Sie die Hände nach links oder rechts drehen, wie zum Beispiel beim Schreiben im Zehn-Finger-System, verengt sich der Karpaltunnel. Dasselbe geschieht, wenn Sie Ihre Hand heben, um die Maus zu bewegen. Durch sich wiederholende Handbewegungen, wie Tippen oder Bedienen der Maus, können die eng aneinander liegenden Sehnen anschwellen, wodurch zusätzlicher Druck auf den Medianusnerv (Mittelnerv) ausgeübt wird, der innerhalb desselben Tunnelbereichs verläuft.

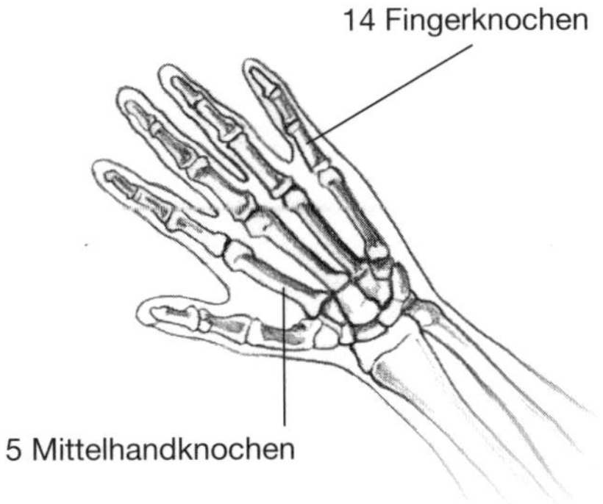

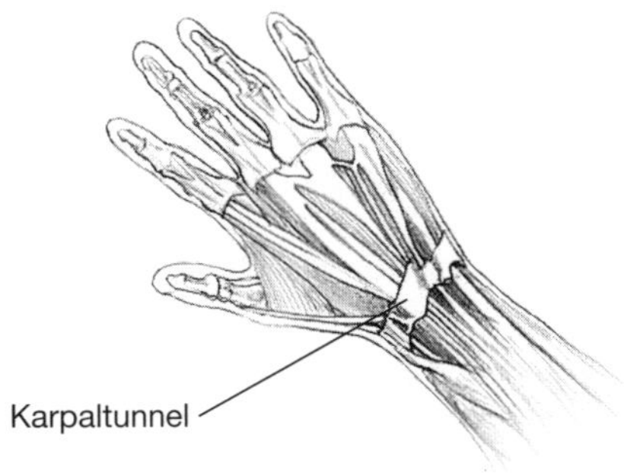

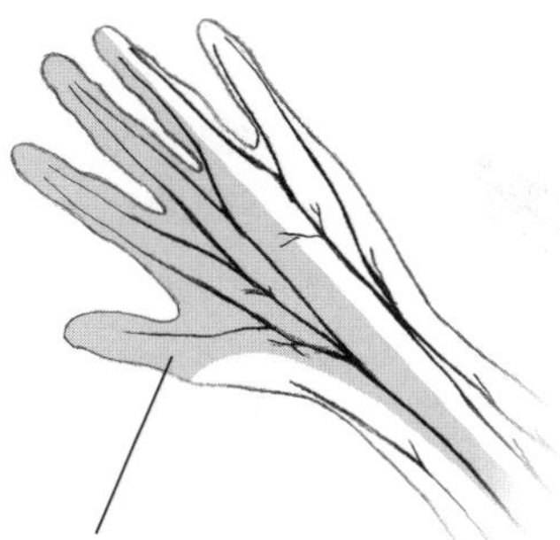

Die hellgrauen Bereiche zeigen die Finger, die vom Medianusnerv kontrolliert werden.

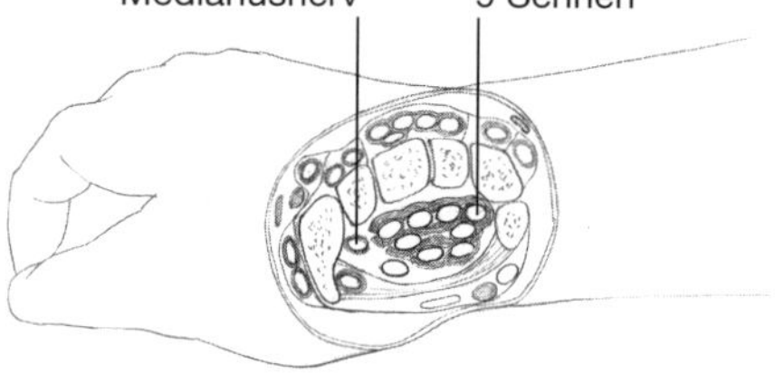

Querschnitt durch den Karpaltunnel.

Der Medianusnerv kontrolliert die Empfindungen in Daumen, Zeige- und Mittelfinger und in der daumenseitigen Hälfte des Ringfingers und versorgt die Muskeln des Daumens, die es uns ermöglichen, mit Daumen und Zeigefinger Dinge zu greifen oder zu halten. Wenn der Platz im Karpaltunnel durch Anschwellen der Sehnen eng wird, beginnt der Medianusnerv zu schmerzen und leitet in weiterer Folge keine Signale mehr weiter.

Andauernder Druck auf den Medianusnerv kann zu einem Karpaltunnelsyndrom (CTS) führen. Je länger die Einengung besteht, umso länger dauern die Zeiten an, in denen die Finger taub sind. Im fortgeschrittenen Stadium kommt es zum Schwund der Daumenballenmuskulatur. Die Geschicklichkeit lässt nach, Gegenstände werden fallen gelassen.

Anzeichen für das Karpaltunnelsyndrom:

- Taubheit und Kribbeln in den Händen, besonders in der Nacht oder wenn Ihre Hände ruhen;
- vermindertes Gefühl in Daumen, Zeige- und Mittelfinger;
- elektrisierender oder brennender Schmerz, der Sie nachts wachhalten und sogar aufwecken kann;
- vorübergehende Besserung durch Schütteln, Massieren und Hochhalten der betroffenen Hand;
- die Nervenreizung kann schließlich unabhängig vom Ort des Schadens in alle Bereiche, in denen der Nerv verläuft, abstrahlen. Deshalb ist es durchaus möglich, dass das

Karpaltunnelsyndrom zu Schmerzen im Ellbogenbereich, im Schulter- und Nackenbereich und sogar im Kopf führt. Eine Messung der Nervenleitgeschwindigkeit durch einen Neurologen bringt hier Gewissheit.

Im Anfangsstadium behandelt man CTS, indem man die betreffende Hand schont (keine Computerarbeit, Tragen einer Handgelenksschiene) und entzündungshemmende Mittel sowie Vitamin B6 einnimmt. Wenn CTS erst vor kurzem diagnostiziert wurde, sollten auch alltägliche Tätigkeiten, bei denen das Handgelenk gebeugt wird, wie das Halten einer Tasse oder das Schieben eines Einkaufswagens, vermieden werden.

In mittelschweren Fällen werden manchmal, wenn Taubheit und Schmerzen weiter bestehen, Kortisoninjektionen in den Karpaltunnel verabreicht. Dies ist jedoch nur bedingt anzuraten, da es vorkommen kann, dass der Nerv dadurch geschädigt wird. Akupunktur kann eine Linderung der Symptome bewirken.

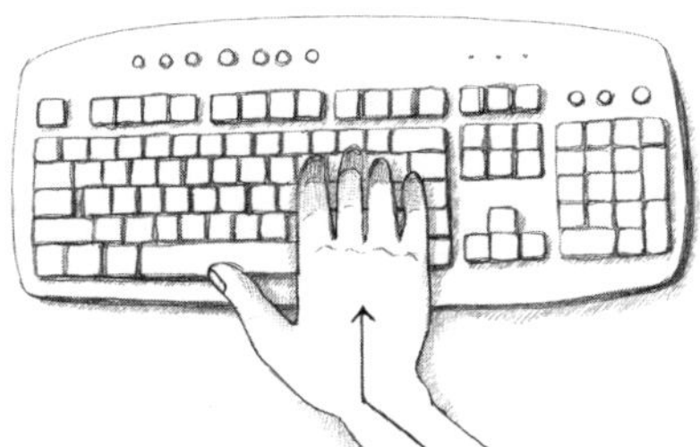

Das Handgelenk ist abgewinkelt, sodass der Karpaltunnel eingeengt wird.

In schweren Fällen, wenn alle anderen Maßnahmen wirkungslos waren, wird eine Operation durchgeführt, bei der das Karpalband über der Knochenrinne eingeschnitten wird, um den Nerv vom Druck zu befreien.

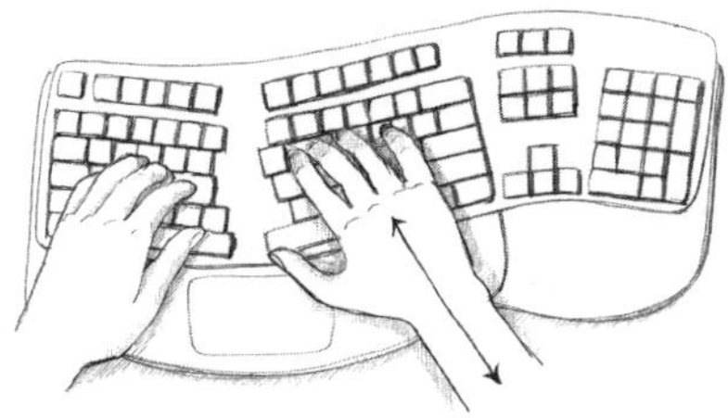

Die ergonomisch geformte Tastatur ist so konstruiert, dass Handgelenk und Hand eine gerade Linie bilden.

Wenn CTS nicht behandelt wird, stirbt der Nerv durch den andauernden Druck im Karpalkanal langsam ab, die Finger bleiben taub und man kann die Fähigkeit verlieren, die betroffenen Finger zu bewegen.

CTS tritt bei Frauen häufiger auf als bei Männern, und zwar im Verhältnis 1:3, insbesondere in der Altersgruppe zwischen 30 und 50 Jahren. CTS kann auch durch Wasseransammlung während der Schwangerschaft und durch andere hormonale Faktoren, u. a. durch die Antibabypille, begünstigt werden. Es kann auch verschiedene andere medizinische Ursachen haben, wie zum Beispiel in Fehlstellung verheilte Brüche, Quetschungen, Ablagerungen oder Abnützung.

Man kann jedoch einiges tun, um der Entstehung eines Karpaltunnelsyndroms vorzubeugen. Vermeiden Sie eine Überbeanspruchung der Handgelenke. Wenn Sie im Zehn-Finger-System schreiben, werden Sie durch eine Standard-Tastatur gezwungen, Ihre Handgelenke zu verdrehen. Darüber hinaus liegt die Tastatur normalerweise auf dem Tisch, sodass die Hände auch leicht nach oben gebeugt werden müssen. Beides engt den Karpaltunnel in den Handgelenken ein.

Sie können das Risiko, CTS zu bekommen, reduzieren, indem Sie die folgenden Ratschläge für Tastatur- und Maus-Ergonomie beherzigen und die Übungen machen.

Tastatur-Ergonomie

Am typischen Arbeitsplatz liegt die Tastatur auf dem Tisch. Das ist einfach und bedarf keiner speziellen Einrichtung. So zu arbeiten verstärkt jedoch die Muskelbelastung in den

Schultern, den Oberarmen und im Nacken. Sie heben automatisch die Schultern, um bequemer schreiben zu können. Dies führt zu erheblichen Verspannungen. Auch die Unterarmmuskeln, mit denen man Finger und Handgelenke bewegt, werden in Mitleidenschaft gezogen. Da die Hände zum Tippen gehoben werden müssen, werden Unterarme und Handgelenke angespannt, was zu einer Einengung des Karpaltunnels führt. Wenn man mehr als einen halben Tag so arbeitet, ermüden die Muskeln unweigerlich.

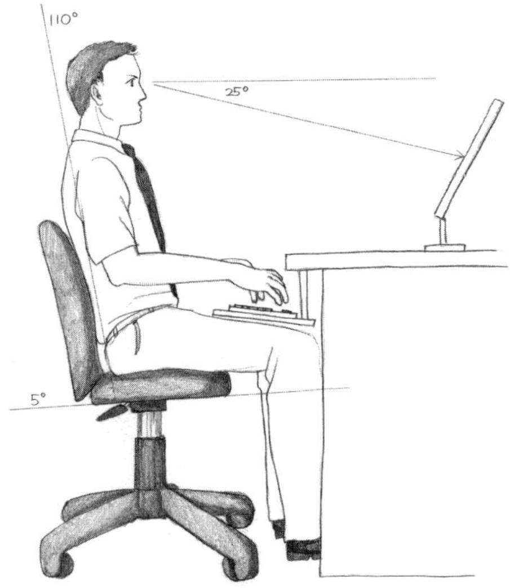

Jüngste Untersuchungen zeigen, dass sowohl die statische als auch die dynamische Muskelbelastung verringert werden, wenn die Tastatur unterhalb des Ellbogen-Niveaus liegt und sich leicht vom Benutzer wegneigt. In dieser Stellung können sich Arme, Schultern, Nacken und Rücken in den kurzen Pausen zwischen einzelnen Arbeitsschritten entspannen. Das kommt auch der natürlichen Ruhestellung viel näher als der bisher empfohlene typische 90-Grad-Winkel.

Während des Schreibens auf der Tastatur sollten Ihre Handgelenke und Hände nirgends aufliegen und weder nach oben noch nach unten oder zur Seite gebeugt werden. Die gesündeste Haltung besteht in einer geraden Linie von Ihrem

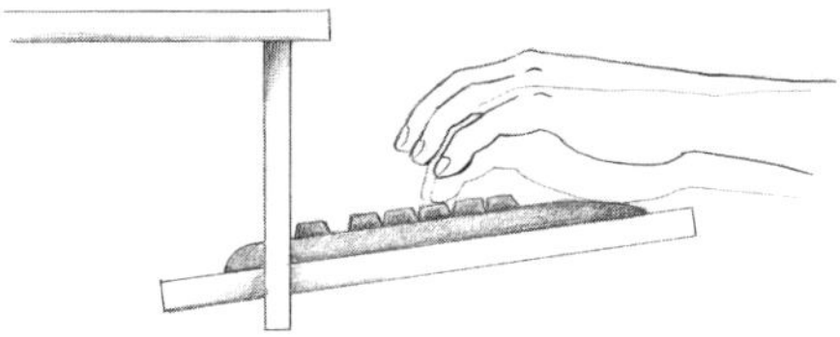

Benutzen Sie eine Tastatur, die sich leicht vom Benutzer wegneigt. Hand und Handgelenk werden locker in gerader Linie gehalten. Die Hände schweben beim Schreiben über der Tastatur.

Arm über Ihr Handgelenk zu den Händen. Alles, was Sie dazu zwingt, Bewegungen in unbequemen Winkeln auszuführen, führt zu statischer Belastung von Muskelgruppen – nicht nur in den Händen, sondern auch in Rücken, Schultern und Nacken.

Sind Handgelenksauflagen empfehlenswert?

Es hat sich gezeigt, dass die Form der Handgelenksauflage wesentlichen Einfluss auf die Befindlichkeit hat. Aus Untersuchungen geht hervor, dass die Verwendung von bestimmten Handgelenksauflagen den Druck auf den Karpaltunnel verdoppelt, weil das flexible Band, das den Boden des Tunnels bildet, Druck von außen direkt auf den Karpaltunnel überträgt. Einer der Tests, mit denen man überprüft, ob jemand CTS hat, zeigt dieses Phänomen sehr deutlich. Er besteht einfach darin, dass man auf die Innenseite des Handgelenks klopft, um zu sehen, ob sich ein Kribbeln oder ein taubes Gefühl – ein Zeichen für beginnendes CTS – einstellt. Wenn man eine Handgelenksauflage verwendet, sollte diese nur ganz leicht zum Schreibtisch hin abfallen.

Maus-Ergonomie

Grafik-Designer arbeiten sehr intensiv mit der Maus, um Bilder zu bearbeiten oder Menü-Optionen auszuwählen. Bei der Textverarbeitung hingegen verwendet man die Maus nur gelegentlich, insbesondere, wenn man mit Kurztasten und somit hauptsächlich mit der Tastatur arbeitet.

Das Hauptproblem bei der Verwendung einer Computer-Maus entsteht dann, wenn man das Handgelenk abbiegen muss, um die Maus zu bedienen. Das Abbiegen des Handgelenks nach oben engt den Karpaltunnel ein und erhöht das Risiko, dass ein Karpaltunnelsyndrom auftritt.

Das Handgelenk wird bei jedem Kontakt mit einer Oberfläche automatisch weggebogen, damit es frei von Druck bleibt. Das hat die Natur so eingerichtet, um sicherzustellen, dass der Blutfluss nicht durch etwas eingeschränkt wird, das die Blutgefäße nahe der Handgelenksoberfläche berührt.

Die optimale Maus-Position

Lehnen Sie sich in Ihrem Stuhl zurück und entspannen Sie Ihre Arme. Heben Sie dann die Hand, mit der Sie die Maus bedienen, bis knapp über Ellbogen-Niveau. Wenn Sie Rechtshänder sind, werden Sie an dieser Stelle den Ziffernblock Ihrer Tastatur finden. Dies wäre der ideale Platz für Ihre Maus. Bedienen Sie die Maus möglichst nahe an diesem Punkt, sodass Sie die Hand nicht nach ihr ausstrecken müssen.

Bewegungen mit der Maus sollten möglichst so durchgeführt werden, dass man den Ellbogen als Drehpunkt verwendet und nicht das Handgelenk. Alles, was die Bewegungsfreiheit des Unter-

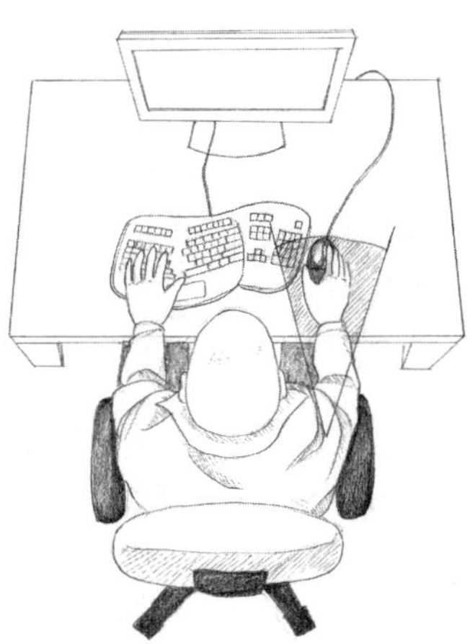

Benutzen Sie den Ellbogen, um die Maus zu bewegen; das Handgelenk bleibt gerade.

arms oder der Hand einschränkt, erhöht das Risiko, ein Karpaltunnelsyndrom zu entwickeln. Halten Sie die Hand und das Handgelenk in einer geraden Linie.

Wählen Sie eine Maus, die gut in Ihrer Hand liegt und die möglichst flach ist, um eine Überdehnung des Handgelenks zu vermeiden.

Übungen für Ihre Hände

Die folgende Übungsreihe ist sehr wirkungsvoll, um das Anschwellen der Sehnen im Karpaltunnel zu vermeiden oder wenigstens zu minimieren. Machen Sie es sich zur Gewohnheit, diese Übungen jedes Mal durchzuführen, bevor Sie mit der Arbeit am Computer beginnen, sowohl morgens als auch nach dem Mittagessen. Betrachten Sie diese Übungen als Aufwärmübungen.

Gegen eine unsichtbare Wand drücken

Diese Übung öffnet den Karpaltunnel und verringert den Druck auf den Medianusnerv.

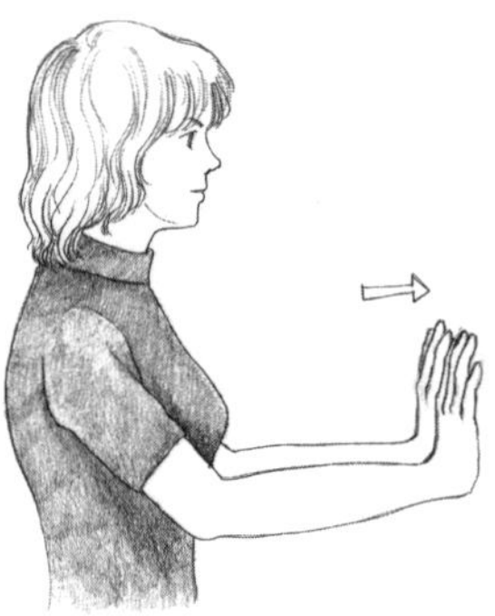

1. Strecken Sie die Unterarme aus und schieben Sie die Handflächen nach vorne (die Finger zeigen nach oben), als ob Sie gegen eine Wand drücken würden. Zählen Sie dabei bis fünf.
2. Entspannen Sie Ihre Handgelenke wieder.
3. Wiederholen Sie diese Übung fünfmal.

Die Hände entspannen

Dies ist der entspannende Teil der Übungsfolge.

Halten Sie Handgelenke und Finger einfach für ein paar Sekunden locker, ohne die Handgelenke nach unten zu beugen.

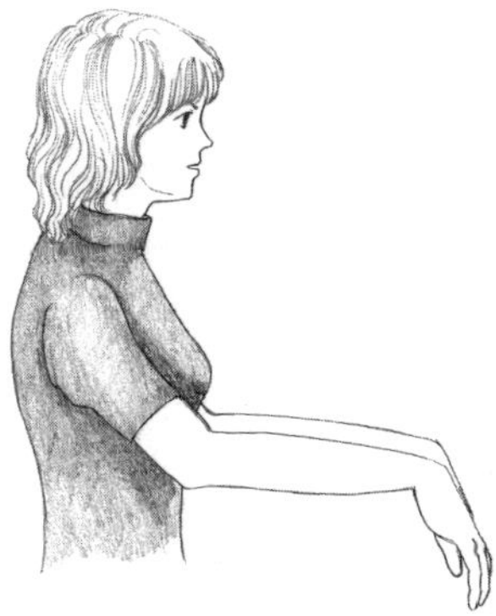

Die Faust ballen

Bei dieser einfachen Übung spüren Sie förmlich, wie sich der Karpaltunnel öffnet.

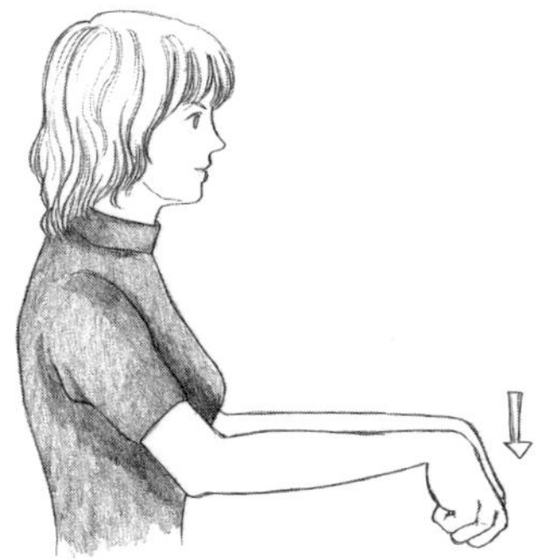

1. Bilden Sie zwei feste Fäuste und beugen Sie die Handgelenke nach unten. Bleiben Sie in dieser Haltung und zählen Sie bis fünf.
2. Dann entspannen Sie Ihre Hände wieder.
3. Wiederholen Sie diese Übung insgesamt fünfmal.

Arme und Hände entspannen

Lassen Sie Arme und Hände locker nach unten hängen und schütteln Sie sie ein paar Sekunden lang aus, ohne die Handgelenke dabei abzuknicken.

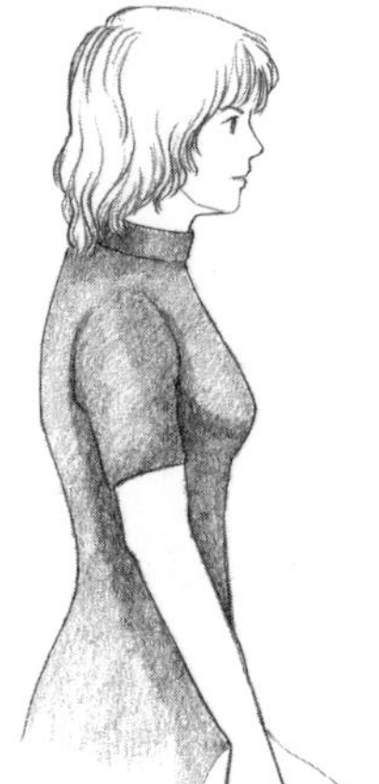

Weitere Übungen für die Hände

Aus den folgenden Übungen können Sie sich noch weitere, die für Sie geeignet sind, zur Ergänzung aussuchen.

Die Hände kreisen lassen

Diese Übung öffnet den Karpaltunnel und löst Verspannungen in den Unterarmmuskeln.

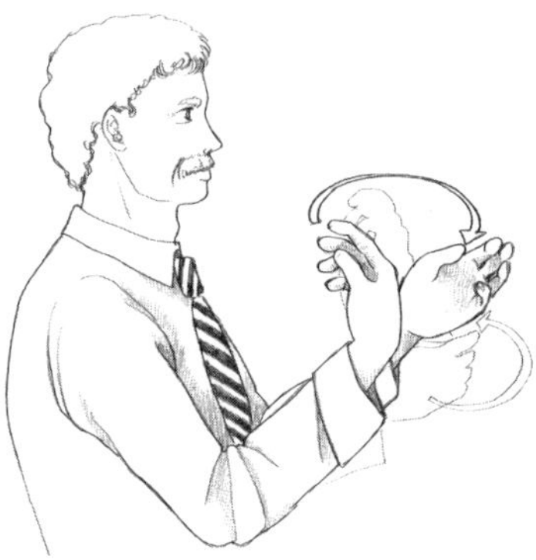

1. Kreisen Sie mit den Händen, um alle Verspannungen zu lösen.
2. Bewegen Sie zuerst beide Hände fünfmal in einem Kreis vorwärts, danach fünfmal in einem Kreis rückwärts.
3. Entspannen Sie Ihre Hände.

Die Hand nach oben beugen

Dies ist eine weitere Art, Verspannungen im Handgelenk zu lösen und den Karpaltunnel zu öffnen.

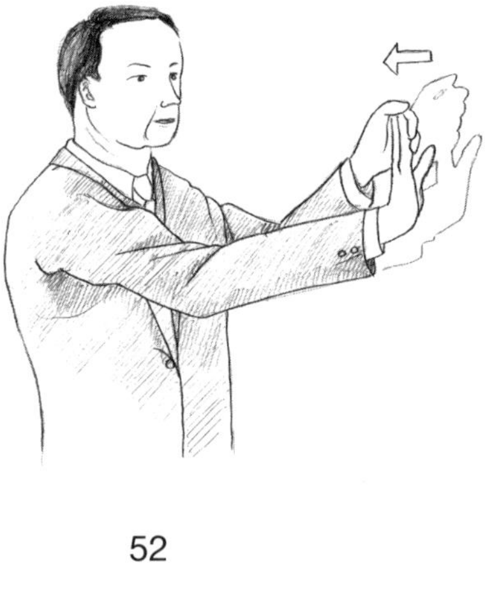

1. Beugen Sie sanft Ihre Hand nach oben und ziehen Sie sie vorsichtig mit der anderen Hand zurück. Zählen Sie bis fünf.
2. Wiederholen Sie die Übung mit der anderen Hand.
3. Machen Sie die Übung dreimal pro Hand.

Die Hand nach unten beugen

Die Bewegung dieser Übung ist der der vorherigen Übung entgegengesetzt. Sie dient jedoch demselben Zweck.

1. Beugen Sie sachte Ihre Hand nach unten und üben Sie sanften Druck mit der anderen Hand aus. Sie spüren eine leichte Dehnung und zählen dabei bis fünf.
2. Wiederholen Sie die Übung mit der anderen Hand.
3. Machen Sie die Übung dreimal pro Hand.

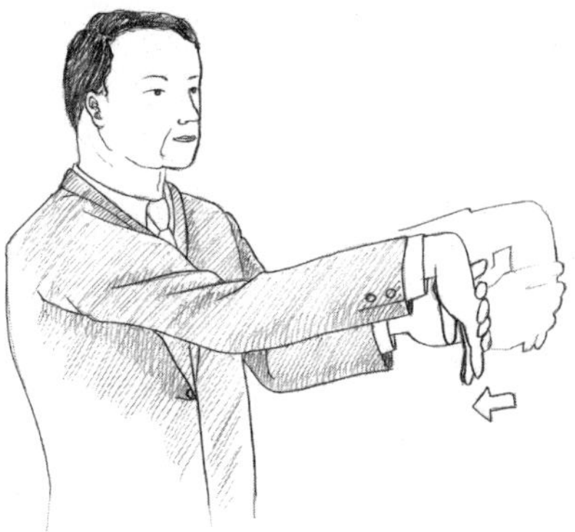

Die Finger spreizen

Diese Übung gleicht die Beanspruchung Ihrer Hand- und Fingermuskeln aus, wenn Sie eine Tastatur benutzen.

1. Spreizen Sie Ihre Finger und zählen Sie bis fünf.
2. Machen Sie eine Faust und zählen Sie bis fünf.
3. Wiederholen Sie dies fünfmal.

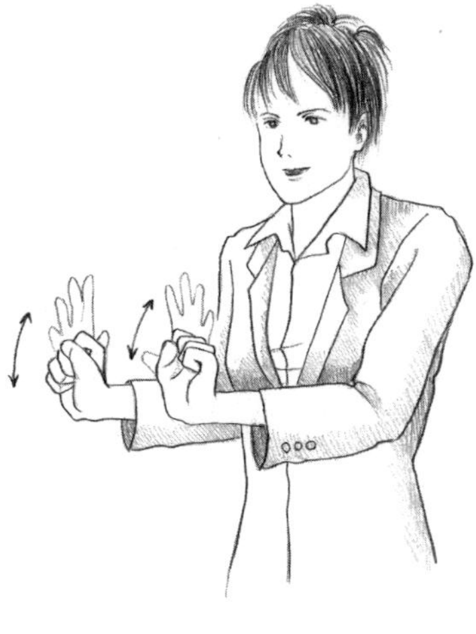

Wie man die Augen trainiert

Computer-Augen

Das American National Institute for Occupational Safety and Health (NIOSH) schätzt, dass 80 Prozent der Menschen, die drei oder mehr Stunden pro Tag am Bildschirm verbringen, an Erschöpfung durch Computerarbeit leiden. Wenn Sie jeden Tag stundenlang am Computer sitzen, kennen Sie höchstwahrscheinlich einige dieser Symptome:

- Kopfschmerzen
- Verlust des Fokussiervermögens
- Brennende und müde Augen
- Doppeltsehen
- Verschwommensehen

Computerhersteller und auch staatliche Gesundheitsstellen behaupten, dass Computerarbeit den Augen nicht schadet. Es besteht die Vorstellung, man müsse einfach die Tatsache akzeptieren, dass sich das Sehvermögen verschlechtert. Normalerweise wird das Problem mit einer Brille gelöst, doch wir alle wissen, dass Brillengläser nur korrigieren und absolut keinen Einfluss auf das Sehvermögen haben.

Sehtraining hingegen zielt darauf ab, die normale Sehkraft wieder herzustellen, statt Sehschwäche einfach mit einer Brille zu korrigieren. Um bei extensiver Computerarbeit viel erreichen zu können, sind gute Sehgewohnheiten ebenso wichtig wie die richtige Körperhaltung und gute Arbeitsgewohnheiten.

Unsere Augen reagieren gut auf Gedrucktes, das über wohl definierte Schriftkanten und ausreichend Kontrast zum Hintergrund verfügt. Zeichen auf einem analogen Bildschirm haben keine scharf begrenzten Kanten – sie sind in ihrem Zentrum am dichtesten und nehmen zu den Rändern hin an Schärfe ab. Unsere Augen müssen sich dabei mehr anstrengen, um den Fokus beizubehalten.

Die Arbeit am Computer zwingt Ihre Augen dazu, den Fokus lange Zeit auf einen sehr engen Bereich gerichtet zu halten – dieser beschränkt sich auf den Abstand zwischen Ihrem Bildschirm und Ihrer Vorlage und möglicherweise Ihrer Tastatur, je nachdem, wie gut Sie tippen können. Diese Einengung des Fokus führt zu einer leichten Verkrampfung Ihrer Augenmuskeln, zu einem so genannten »Akkommodationskrampf«. Der typische Effekt ist, dass Sie verschwommen sehen, wenn Sie Ihre Augen auf einen Gegenstand in der Ferne richten. Untersuchungen zeigen, dass die Augen einige Stunden Zeit brauchen, um sich von den Auswirkungen dieser Anstrengung zu erholen. Wenn der Zustand permanent wird, führt dies allmählich zu Kurzsichtigkeit. Mit anderen Worten: Es besteht ein Mangel an Flexibilität. Die intensiven Nahblickphasen, die mit der Arbeit am Computer einhergehen, können außerdem zu Kopfschmerzen, Übelkeit und mangelnder Konzentration führen.

Die Augenkoordination ist ein weiterer Faktor, der Bildschirmarbeit oft anstrengend macht. Wenn die Augen nicht genau auf der Bildschirmoberfläche konvergieren, sondern an einem Punkt vor oder hinter dem Bildschirm, wird eine leichte Verschwommenheit auftreten. Die Augen versuchen dann trotzdem, die Schrift auf dem Bildschirm zu fokussieren, und verwenden sehr viel Energie darauf. Das Ergebnis sind müde Augen und ein Konzentrationsverlust.

Während der Arbeit am Bildschirm blinzelt man viel weniger als normalerweise, denn durch das fortwährende starre Fokussieren der Bildschirmoberfläche bewegt man die Lider seltener. Dies führt zu trockenen Augen. Wenn der Bildschirm in der richtigen Höhe steht, kann man dies großteils verhindern: Wenn man mit halb geschlossenen Augen leicht abwärts blickt, bekommt man weniger leicht trockene Augen.

Die meisten Sehprobleme, die auf Computerarbeit zurückzuführen sind, sind reversibel – besonders, wenn man sich frühzeitig darum kümmert. Ein bis zwei Dioptrien Kurzsichtigkeit wegzutrainieren ist relativ einfach. Mit mehr als zwei Dioptrien Kurzsichtigkeit wird die Arbeit am Bildschirm ohne Brille schwierig. Jemand mit zwei Dioptrien sieht bis 50 Zentimeter klar, doch wenn die Augen müde werden, macht sich die Sehschwäche dennoch bemerkbar, da er an der äußersten Grenze der Sehfähigkeit arbeitet.

Für die Durchführung mancher Übungen brauchen Sie bestimmte Sehtafeln, die im Buch enthalten sind. Da ein Buch natürlich nur über begrenzten Raum verfügt, wurden einige Tafeln auf mehrere Seiten aufgeteilt. Am einfachsten ist es, wenn Sie sich Kopien von diesen Sehtafeln anfertigen, die Sie an die Wand hängen können, um mit ihnen zu arbeiten.

Wie funktioniert das Auge?

Das Auge funktioniert in vieler Hinsicht wie eine Videokamera mit Autofokus. Die optischen Teile des Auges – die Hornhaut (Cornea) und die Linse – fokussieren das Bild und bilden es auf der lichtempfindlichen Netzhaut (Retina) scharf ab.

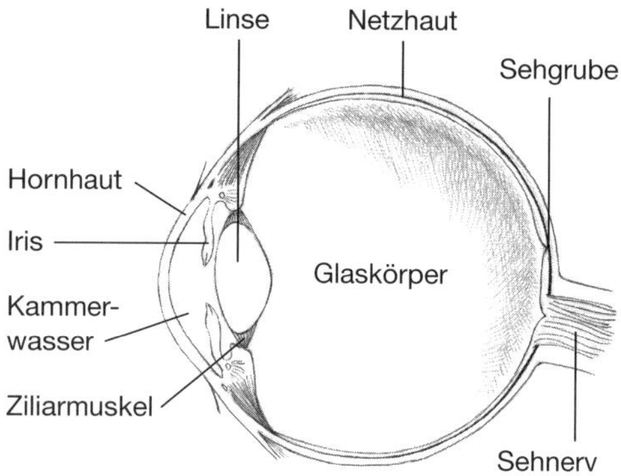

Die lichtempfindlichen Zellen der Netzhaut wandeln das Bild in elektrische Impulse um, die an das Gehirn weitergeleitet werden.

Der physiologische Teil des Sehens besteht aus Muskelaktivität. Die Akkommodation – der Fachausdruck für das Scharfstellen oder Fokussieren – wird hauptsächlich von den äußeren Augenmuskeln und der Hornhaut bewerkstelligt und nur zu einem geringen Teil von der Linse.

Da das Auge aus mehreren Membranen besteht, die durch den Augeninnendruck gedehnt werden, ist es sehr empfindlich gegenüber dem Druck, der von den äußeren Augenmuskeln ausgeübt wird. Kurzsichtigkeit (Myopie) zum Beispiel wird durch leichte Verlängerung des Augapfels verursacht. Jeder Millimeter, um den sich der Augapfel ausdehnt, erfordert ungefähr drei Dioptrien Korrektur. Sehtraining legt das Hauptaugenmerk auf die Koordination der Augen und darauf, die optimale Flexibilität im gesamten Muskelsystem rund um das Auge sowie die Augenkoordination wieder herzustellen.

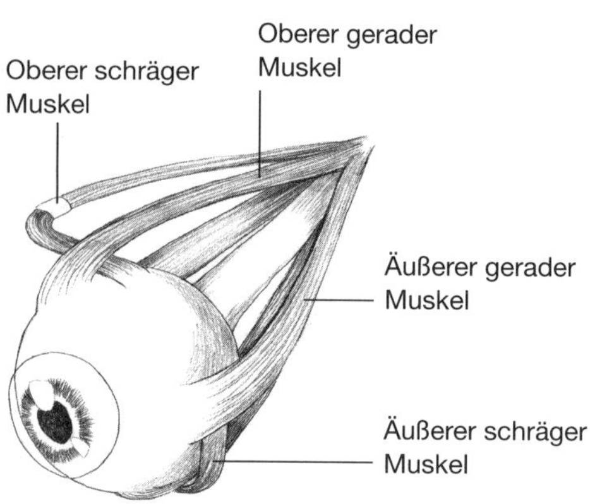

Allgemeine Sehprobleme

Unsere Augen sind dafür geschaffen, sich auf viele verschiedene Entfernungen einzustellen und dadurch etwas in nächster Nähe genau so gut zu erkennen wie etwas, das auf dem Boden liegt, oder etwas, das sehr weit entfernt ist. Die Augen sollten eigentlich rasch und ohne Anstrengung von einem Blickpunkt zum anderen springen können.

Büroarbeit und insbesondere Bildschirmarbeit bedeutet daher für die Augen großen Stress. Auf Dauer kann es zu folgenden Sehstörungen kommen:

Bei **Astigmatismus** (Stabsichtigkeit, oft auch als Hornhautverkrümmung bezeichnet) handelt es sich um eine Art Brechungsfehler, bei dem ein punktförmiges Objekt strich- bzw. stabförmig abgebildet wird. Das führt zu einer verschwommenen Sicht auf alle Entfernungen. Durch Computerarbeit kann sich das Problem verschlimmern, dabei lässt sich Astigmatismus normalerweise ganz leicht korrigieren: Der Schlüssel heißt Entspannung.

Kurzsichtigkeit (Myopie) ist das häufigste Sehproblem. In diesem Fall rückt der Fernpunkt (der weiteste Punkt, bis zu dem Sie scharf sehen können) näher. Um dies zu kompensieren, setzt sich ein Kurzsichtiger näher an den Bildschirm heran. Kurzsichtigkeit von mehr als zwei Dioptrien (die klare Sicht liegt unter 50 Zentimetern) erfordert Sehtraining, um die normale Sehfähigkeit wieder herzustellen, oder eine Brille, um die Distanz auszugleichen. Arbeit im Nahbereich, wie zum Beispiel Bildschirmarbeit, verschlimmert meist die Situation und die Kurzsichtigkeit nimmt kontinuierlich zu.

Ungleichsichtigkeit (Anisometropie) bedeutet unterschiedliche Brechkraft der beiden Augen, d.h., ein Auge ist z.B. kurzsichtiger als das andere. Ungleichsichtigkeit kann aber auch bei Altersweitsichtigkeit auftreten, und zwar wenn die Lesedistanz beider Augen unterschiedlich ist. In jedem Fall strengt ungleiche Sehkraft die Augen an und kann zu Kopfschmerzen führen. Sehtraining ist sehr wirksam, um ein gleich gutes Niveau der Sehkraft auf beiden Augen zu erreichen.

Altersweitsichtigkeit (Presbyopie) oder die Notwendigkeit einer Lesebrille tritt typischerweise auf, wenn man etwa Mitte 40 ist. Anfangs ist es schwierig, klein Gedrucktes zu lesen. Dann rückt der Nahpunkt so weit hinaus, dass das Lesen schwierig wird. (Ihre Arme sind nicht mehr lang genug.) Wenn Sie schon eine Lesebrille tragen, ist sie möglicherweise nicht für die Arbeit am Computer geeignet, denn Lesebrillen werden für eine Entfernung von 35 Zentimetern angepasst, der Bildschirm ist jedoch üblicherweise 60 Zentimeter von den Augen entfernt. Das ist fast die doppelte Distanz und daher kann es die Augen anstrengen, mit einer Lesebrille zu arbeiten. Übrigens spricht Altersweitsichtigkeit besonders gut auf Sehtraining an.

Bei **Weitsichtigkeit** (Hyperopie, wörtlich Übersichtigkeit) ist der Nahpunkt (der Ihnen am nächsten liegende Punkt, ab dem Sie scharf sehen können) weiter entfernt als normal. Weitsichtigkeit kann bis zu einem gewissen Grad durch die Fähigkeit des Auges, Bilder scharf zu stellen, kompensiert werden. Weitsichtige ziehen es vor, weiter weg vom Bildschirm zu sitzen. Das weitsichtige Auge braucht mehr Flexibilität, um den Nahpunkt näher heranzubringen. Normalerweise ist der Nahpunkt 15 Zentimeter von den Augen entfernt. Sehtrainingsübungen können die normale Sehfähigkeit wieder herstellen.

Augenkoordinationsprobleme entstehen, wenn die beiden Augen nicht am Bildschirm konvergieren. Wenn sie erst hinter dem Bildschirm konvergieren, erscheint das Bild leicht verschwommen. Dasselbe geschieht, wenn die Augen vor dem Bildschirm konvergieren. Glücklicherweise kann man auch die Koordination der Augen durch Sehtraining leicht wieder herstellen.

Ihr Bildschirm

Sehen ist dynamisch und funktioniert normalerweise problemlos auf verschiedene Distanzen.

Menschen, die gut sehen, lassen ihren Blick umherschweifen und können vom Gesamtbild augenblicklich auf ein Detail springen. Computer-User arbeiten gezwungenermaßen mit kurzem Sehabstand, darin liegt einer der Hauptgründe für Kurzsichtigkeit. Es ist jedoch durchaus möglich, die natürliche Sehkraft aufrechtzuerhalten und gleichzeitig ein Power-User zu bleiben. Dazu müssen Sie nur ein paar Grundsätze beachten.

Die visuelle Ergonomie bei der Bildschirmarbeit umfasst folgende Faktoren:

- Abstand zwischen Auge und Bildschirm
- vertikaler Bildschirmwinkel

• Bildschirmneigung
• Umgebungslicht
• Reflexion

Die Bildschirmentfernung

Wenn wir auf irgendetwas in der Nähe blicken, tun unsere Augen zwei Dinge: sie akkommodieren (Anpassung der Augenlinse), um zu fokussieren, und sie konvergieren (gleichzeitige Bewegung beider Augen nach innen Richtung Nase). Beides trägt zur Augenbelastung bei.

Die Augen haben bei Akkommodationsruhelage einen »Vorgabewert« der Fokussierentfernung, wo sie automatisch zur Ruhe kommen. Der Akkommodationsruhepunkt liegt bei etwa 50 Zentimetern.

Ohne genaue Konvergenz der Augen sehen wir Doppelbilder. Je näher das betrachtete Objekt, desto mehr Muskelenergie wird benötigt. Unser Sehsystem hat auch einen Vergenzruhepunkt. Dies ist die Entfernung, in der die Blickachsen der Augen konvergieren (zusammenlaufen), wenn sie kein bestimmtes Objekt fixieren. Sie beträgt durchschnittlich 125 Zentimeter, wenn man geradeaus blickt, doch nur etwa 80 Zentimeter, wenn man in einem Winkel von 30 Grad nach unten blickt.

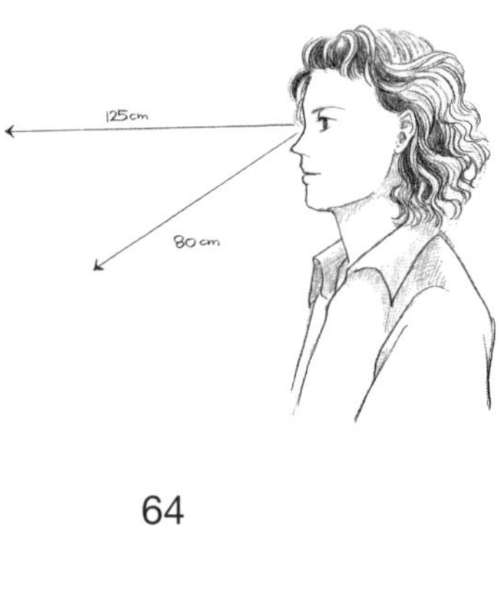

Die meisten Menschen empfinden es als angenehmer, wenn der Bildschirm weiter weg steht. Stellen Sie Ihren Bildschirm daher in Armeslänge oder noch weiter entfernt auf. Das ist für Ihre Augen besser.

Der vertikale Bildschirmwinkel

Ursprünglich dachte man, der bequemste Betrachtungswinkel läge 15 Grad unter der horizontalen Linie. Neuere Ergebnisse zeigen, dass dies bei der Fernsicht stimmen mag, bei Naharbeit jedoch nicht zutrifft. Die ideale Position für den Bildschirm ist 20 bis 50 Grad unter der horizontalen Blicklinie (International Standards Organization, ISO, 1998). Studien von Tyrell und Leibowitz (1990) ergaben, dass ein niedriger Blickwinkel weniger Kopfschmerzen und geringere Augenbelastung bedeutet.

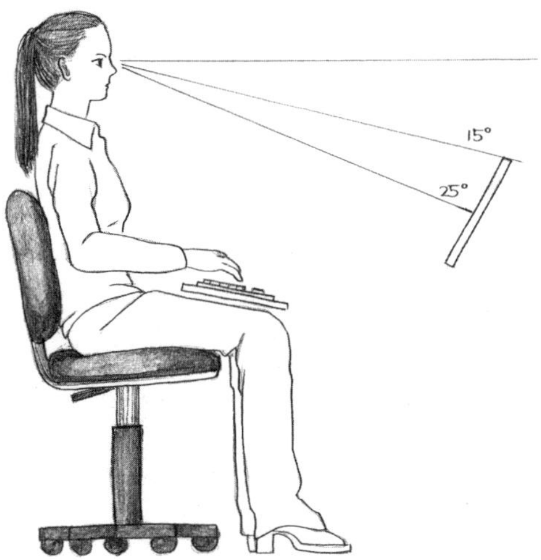

Diese Informationen könnten eine beträchtliche Umgestaltung Ihres Arbeitsplatzes erfordern. Wenn Sie allerdings mit einem Notebook arbeiten, so können Sie es einfach auf den Schoß legen, und schon haben Sie den optimalen Blickwinkel.

Die Bildschirmneigung

Beobachten Sie einmal, wie Sie eine Zeitschrift halten. Höchstwahrscheinlich werden Sie sie etwas von sich weg neigen. Gegenstände in der Ferne sind für den Betrachter eher in der oberen Hälfte des Sehfeldes angesiedelt, während nähere Gegenstände eher in der unteren Hälfte zu sehen sind. Die optimale Bildschirmneigung hängt von der persönlichen Vorliebe ab, beträgt jedoch im Allgemeinen etwa 5 Grad vom Körper weg.

Das Umgebungslicht

Die Beleuchtung ist der wahrscheinlich größte Wohlfühlfaktor bei der Bildschirmarbeit. Gute Beleuchtung bedeutet weniger körperliche Anstrengung und damit bessere Arbeitsleistung.

Für Büroarbeit werden im Allgemeinen 400 bis 800 Lux empfohlen. Die meisten Leute, die am Computer arbeiten, bevorzugen jedoch eine geringere Beleuchtungsstärke zwischen 100 und 500 Lux, da dies den Bildschirmkontrast verbessert und die Anstrengung für die Augen verringert.

Die Art der Leuchtmittel spielt ebenfalls eine wichtige Rolle. Zum Beispiel ist das typische Neonlicht, das man in vielen Büros findet, am schlechtesten für die Augen geeignet. Es hat einen hohen Blau/Grün-Anteil und sehr wenig andere Farben. Für die optimale Bürobeleuchtung ist eine Mischung aus konventionellen Glühlampen (reich an Rot und Orange),

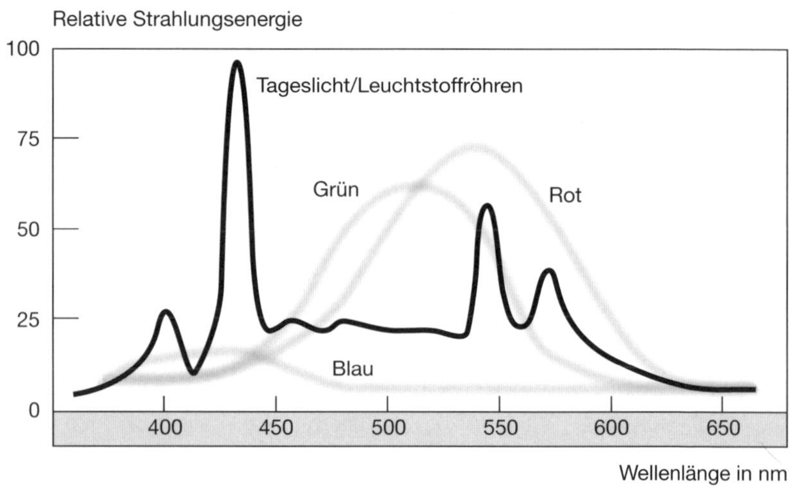

Halogenlicht (helles Weiß) und Leuchtstoffröhren das beste künstliche Umgebungslicht für die Augen. Am allerbesten ist selbstverständlich natürliches Tageslicht, das alle Farben des Spektrums enthält, doch auch Vollspektrumlicht ist eine hervorragende Lösung.

Eine kleine verstellbare Lampe, vorzugsweise mit einem Dimmer, ist nützlich, um Licht auf Ihre Unterlagen zu richten, jedoch nicht auf den Bildschirm. Die Helligkeit des Bildschirms und der Umgebung kann mit dem Dimmer gut aufeinander abgestimmt werden. Halogenlicht erzeugt helles weißes Licht, das einen optimalen Kontrast ergibt.

Im Allgemeinen wird empfohlen, dass das Helligkeitsverhältnis zwischen der Beleuchtung der Arbeitsfläche und der Beleuchtung der unmittelbaren Umgebung nicht mehr als 3:1 betragen sollte; zwischen der Arbeitsfläche und der weiteren Umgebung sollte der Unterschied nicht mehr als 10:1 sein.

Blendung und Reflexion

Licht, das vom Bildschirm reflektiert wird, lenkt Ihre Aufmerksamkeit ab. Das Auge hat ein Lichtwahrnehmungsfeld von beinahe 180 Grad, wobei das periphere Gesichtsfeld besonders empfindlich ist. Helle Objekte, zum Beispiel Reflexionen auf mit Glas gerahmten Bildern, werden in den Gesamteindruck mit einbezogen. Das Sehsystem muss jede Kontraständerung kompensieren. Dies braucht Energie und führt schließlich zur Ermüdung der Augen.

Lichtquellen, die sich gerade noch innerhalb Ihres peripheren Blickfeldes befinden, können die Sichtverhältnisse am Bildschirm beeinflussen. Das ist darauf zurückzuführen, dass die lichtempfindlichen Zellen an der Peripherie der Netzhaut so gruppiert sind, dass sie Bewegung besser wahrnehmen können. Unser peripheres Gesichtsfeld ist 100 000 Mal lichtempfindlicher als unser zentrales Gesichtsfeld. Daher kann sogar eine schwache Lichtquelle, die sich gerade noch innerhalb des Sehfeldes befindet, genügen, um die Sicht merkbar zu reduzieren.

Führen Sie folgenden einfachen Test aus: Stellen Sie einen Spiegel auf Ihren Bildschirm, um mögliche Blendungsquellen zu orten. Sie sollten keine Lampen und keine hellen Oberflächen oder Gegenstände sehen, wenn Sie in normaler Haltung davor sitzen und in den Spiegel blicken. Diffuses Deckenlicht ist am angenehmsten, da es nicht blendet. Beachten Sie jedoch, dass die Lichtquellen je nach Tageszeit unterschiedlich wirken.

Um Spiegelungen auf Ihrem Bildschirm zu verringern, stellen Sie den Monitor im rechten Winkel zum Fenster auf. Wenn das nicht möglich ist, versuchen Sie, das Fenster abzudunkeln. Falls Deckenlicht von Ihrem Bildschirm reflektiert wird, könnte eine Bildschirmabdeckung Abhilfe leisten. Arbeiten Sie mit kleinen Tricks: Wenn z.B. Halogenlicht so angebracht ist, dass es von der Zimmerdecke reflektiert wird, kann eine Reflexion auf dem Bildschirm vermieden werden. Helles, weißes Licht, das so von der Zimmerdecke strahlt, erzeugt eine gleichmäßige Beleuchtung ohne Blendung und Reflexion auf dem Bildschirm.

Ein blendfreier Bildschirm kann zweckmäßig sein, doch Sie sollten ihn vor dem Kauf genau prüfen. Flachbildschirme haben üblicherweise weniger Blendwirkung. Auch ein Blendschutzfilter kann eine Lösung sein. Beachten Sie jedoch, dass manche Blendschutzfilter den Kontrast reduzieren und das Bild weich machen, was wiederum die Augen anstrengt.

Da Sie einen Großteil Ihrer Zeit mit Arbeit verbringen, ist es sinnvoll, in die bestmögliche Beleuchtung zu investieren. Das verbessert Ihre Arbeitsbedingungen und Sie können über längere Perioden produktiv sein. Ihre Augen spüren den Unterschied. Die besten Kriterien dafür, was die beste Arbeitsplatzbeleuchtung ist, sind Ihre Leistungsfähigkeit und Ihr persönliches Wohlbefinden.

Lux-Bereich	Lichtverhältnisse
100 000	heller sonniger Tag
10 000	bewölkter Tag
1000–2000	Spot
100–1000	typische Bürobeleuchtung
1–10	Straßenbeleuchtung in Wohnviertel
0,25	Mondlicht bei Bewölkung

Die **Beleuchtungsstärke** (Helligkeit einer Fläche, die von einer Lichtquelle angestrahlt wird) ist **Lumen pro m²** und wird in **Lux** gemessen.

Überprüfen Sie Ihre Sehfähigkeit

Kurzsichtigkeit

Es ist wichtig, Ihre Sehschärfe sowohl auf den Nahpunkt als auch auf den Fernpunkt hin zu überprüfen. Sie kennen wahrscheinlich den üblichen Sehtafeltest aus Ihrer Schulzeit oder vom Optiker, Optometristen oder Augenarzt. Die Sehtafel auf S. 70–71 ist speziell entworfen worden für eine Prüfentfernung von drei Metern. Am Rande jeder Zeile finden sich auf der linken und rechten Seite kleine Bruchzahlen. Wenn Sie z.B. die Zeichen der zweitletzten Zeile erkennen können,

Snellen
(metrisch)

E

20/400
(6/133)

K R N

20/200
(6/120)

L V D

20/160
(6/48)

Z S H C

20/125
(6/37,5)

Snellen
(metrisch)

H S C R N 20/100 (6/30)

C H K R N 20/80 (6/24)

D C S P K E 20/70 (6/21)

H O N G D C V 20/60 (6/18)

O K G T N R C S 20/50 (6/15)

A U T O F A H R E N 20/40 (6/12)

B D C L K Z V S R O A 20/30 (6/7,5)

H K G A N O M P V E R 20/25 (6/6,7)

D U S I E H S T J E T Z T K L A R 20/20 (6/6)

D K N T W U L J S P X V R A H C F O Y Z G V 20/16 (6/4,6)

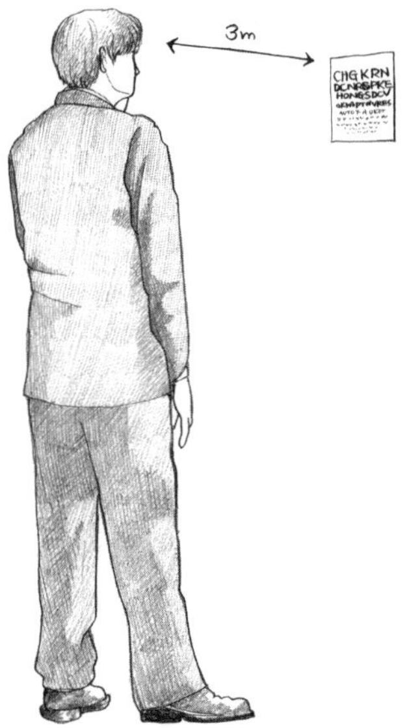

haben Sie eine Sehleistung von 100 Prozent oder 6/6 (im metrischen System) bzw. 20/20 (amerikanische Maßeinheit). Können bei gleich bleibender Entfernung erst die Zeichen der dritten Prüfzeile von unten erkannt werden, so entspricht das einer Verminderung der Sehschärfe um 5 Prozent. Jede Zeile höher entspricht einem Unterschied in der Sehschärfe um jeweils weitere 5 Prozent.

Wählen Sie also einen Ort, an dem gute Lichtverhältnisse herrschen, hängen Sie die Tafel an die Wand und messen Sie drei Meter ab. Stellen Sie sich jetzt an die Markierung und schauen Sie mit beiden Augen auf die Sehtafel. Welche Zeilen können Sie erkennen? Notieren Sie die unterste Zeile, in der Sie noch Buchstaben erkennen können. Sie müssen Sie nicht absolut klar sehen, sondern nur identifizieren können.

Anisometropie

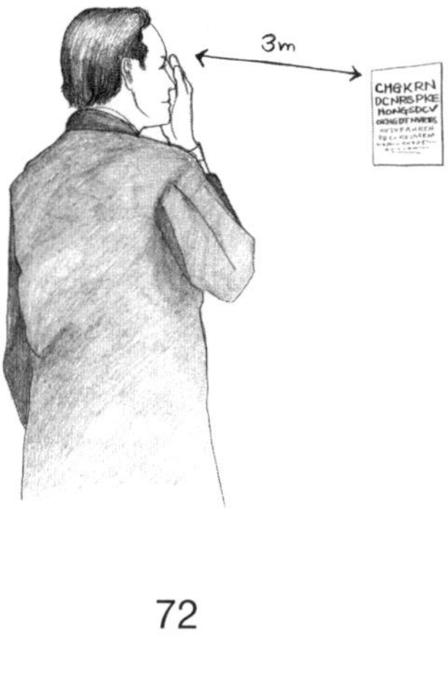

Um zu testen, ob Sie an Anisometropie leiden, bedecken Sie ein Auge mit der Hand und stellen fest, welche Zeile Sie noch lesen können. Dann machen Sie das Gleiche mit dem anderen Auge. Notieren Sie die Snellen-Werte, die Sie rechts von der jeweiligen Zeile sehen (20/xx):

Linkes Auge: _____ Rechtes Auge: _____

Vergleichen Sie die Ergebnisse für beide Augen miteinander. Sollte es Unterschiede geben, sollten Sie diese Differenz korrigieren.

Presbyopie

Presbyopie (Alterssichtigkeit, so genannte Altersweitsichtigkeit) bezeichnet die Notwendigkeit einer Lesebrille ab etwa 40. Es gibt zahlreiche Theorien, was dafür verantwortlich sein könnte. Keine davon kann das Phänomen jedoch zur Gänze erklären.

Wenn Sie beim Lesen 20/20 Sehstärke haben, sollten Sie diese Zeilen lesen können:

20/50 A b C d E f G h I j K 1 3 5 7 9 2 4 6 8

20/40 A b C d E f G h I j K 1 3 5 7 9 2 4 6 8

20/30 A b C d E f G h I j K 1 3 5 7 9 2 4 6 8
Ihre Lesefähigkeit ist für die meisten Situationen ausreichend,
Sie haben aber wahrscheinlich Schwierigkeiten, bei schlechtem Licht zu lesen.

20/25 A b C d E f G h I j K 1 3 5 7 9 2 4 6 8
Ihre Lesefähigkeit ist ziemlich gut – nur ein ganz kleines bisschen unter dem Optimum.

20/20 A b C d E f G h I j K 1 3 5 7 9 2 4 6 8
Gratulation! Sie haben auch im Nahbereich perfekte Lesefähigkeit.

Sehen Sie sich die Zeilen an und stellen Sie fest, welche Zeilen Sie aus einer normalen Leseentfernung lesen können. Überprüfen Sie auch, ob es zwischen den beiden Augen einen Unterschied gibt, indem Sie die Augen abwechselnd schließen. Notieren Sie das Ergebnis. Beachten Sie, dass die Lichtverhältnisse Ihre Lesefähigkeit beeinflussen!

Linkes Auge: _____ Rechtes Auge: _____

Normalerweise sollte es Ihnen möglich sein, die 20/20-Zeile zu lesen. Falls Sie damit Probleme haben, sollten Sie so bald wie möglich mit den Übungen beginnen (siehe S. 90–91). Bei Presbyopie zielt das Sehtraining darauf ab, die Flexibilität der Augenmuskeln zu erhöhen und den Nahpunkt des Scharfsehens näher heranzubringen. Altersweitsichtigkeit spricht normalerweise sehr schnell auf Sehtraining an.

Augentraining für Computer-User

Chinesische Akupressur für die Augen

Diese Übung hat das Ziel, die Energie in Ihren Augen und in Ihrem Kopf zum Fließen zu bringen. Sie beruht auf der uralten chinesischen Tradition der Akupunktur und ist besonders hilfreich, wenn Sie spüren, dass Ihre geistige Kraft nachzulassen beginnt. Sollten einige Druckpunkte empfindlich sein, heißt das, dass die Energie an diesen Punkten nicht besonders gut fließt. Die Massagebewegung bringt sie wieder in Fluss und Sie werden sich frisch und offen fühlen.

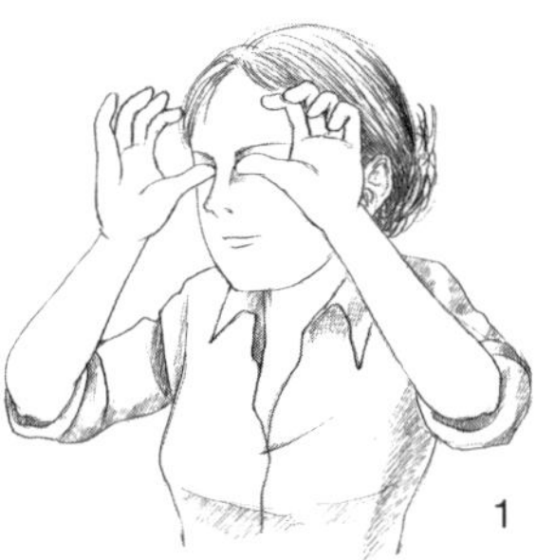

1

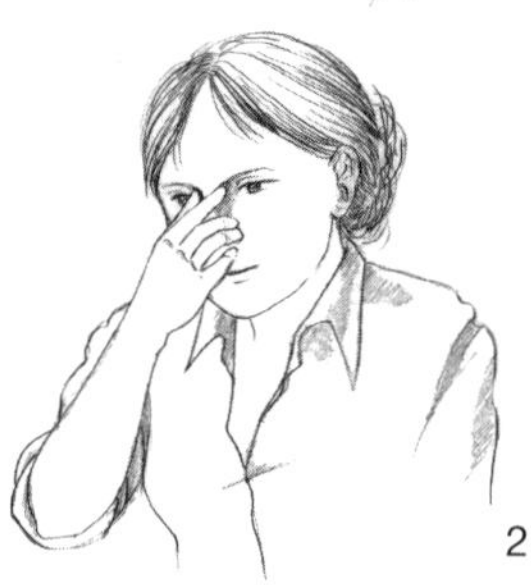

2

1. Legen Sie Ihre Daumenkuppen so nah wie möglich an die inneren Augenwinkel und drücken Sie nach oben. An dieser Stelle gibt es einen Punkt, der besonders empfindlich ist. Massieren Sie diesen sanft mit kreisenden Bewegungen oder üben Sie nur kurz Druck aus und lassen Sie dann wieder los.
2. Der zweite Punkt liegt links und rechts der Nasenwurzel – dort, wo Ihre Brille

auf der Nase ruht. Legen Sie Daumen und Zeigefinger einer Hand gleichzeitig auf diese Punkte (so, wie Sie dies unbewusst sicher schon oft getan haben) und massieren Sie sie sanft mit kreisenden Bewegungen. Sie können die Punkte auch mehrmals rhythmisch pressen.

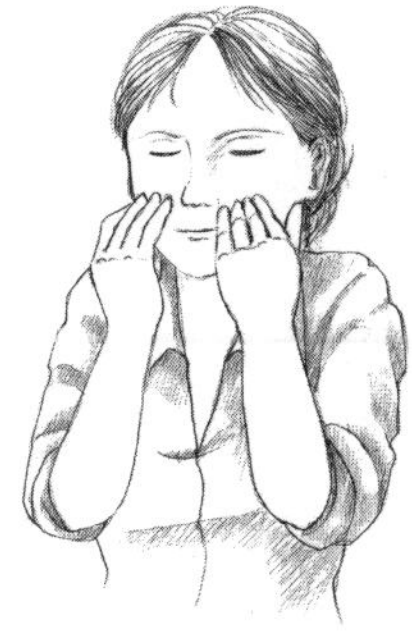

3

3. Der dritte Bereich liegt auf Höhe der Nasenflügel am unteren Rand der Wangenknochen, etwa eineinhalb Finger breit von den Nasenlöchern entfernt. Nehmen Sie je drei Finger und massieren Sie nahe der Nase sanft mit kreisenden Bewegungen.

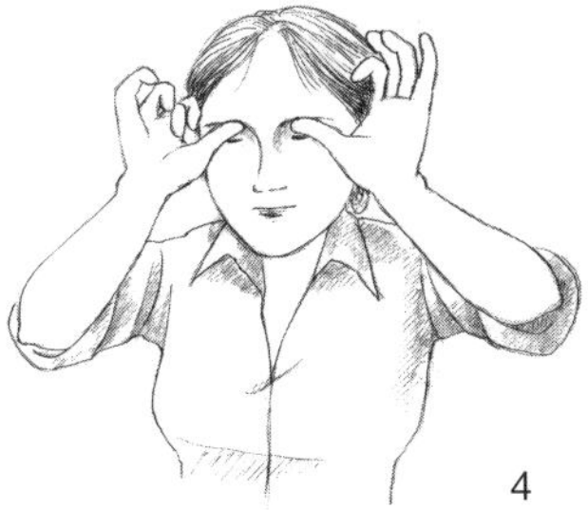

4

4. Beim vierten Schritt legen Sie die Daumen wie bei Schritt 1 so nahe wie möglich an die inneren Augenwinkel. Massieren Sie entlang der Knochen oberhalb der Augen von innen nach außen. Dort liegen mehrere Akupunkturpunkte.

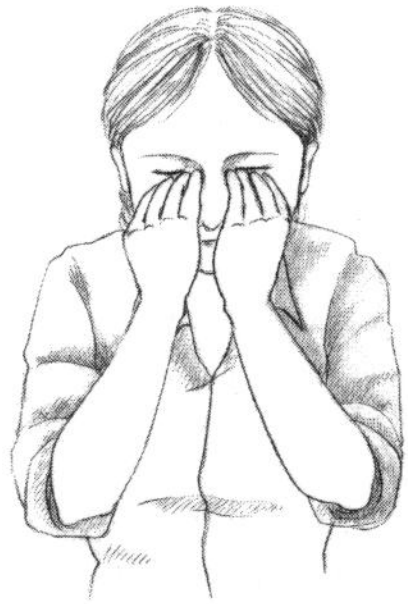

5

5. Nun massieren Sie die Knochen unterhalb der Augen. Legen Sie dazu je drei Finger an und wechseln Sie Druck und Loslassen miteinander ab. Oft spürt man dabei eine wunderbar erfrischende Kühle über den Augen, die darauf hinweist, dass die Energie in Fluss kommt.
6. Massieren Sie dann sanft mit Zeige- und Mittelfingern die äußeren Augenwinkel mit kreisenden Bewegungen.

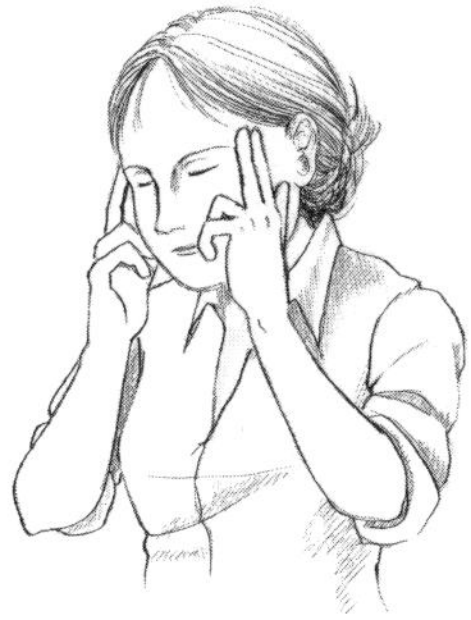

6

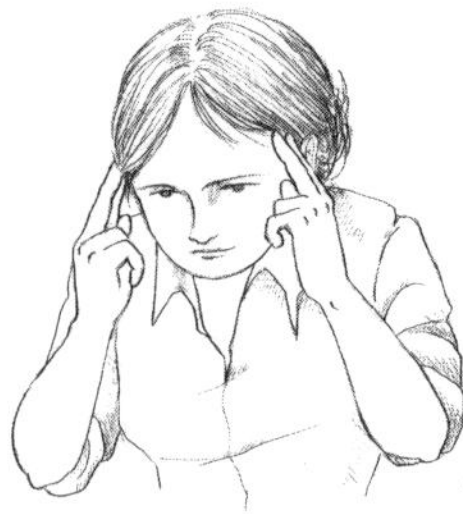

7

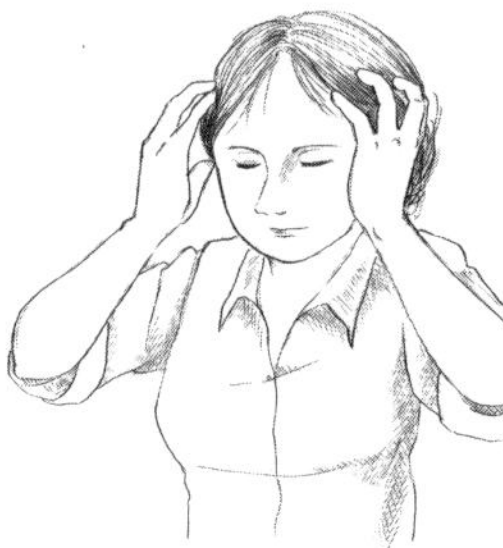

8

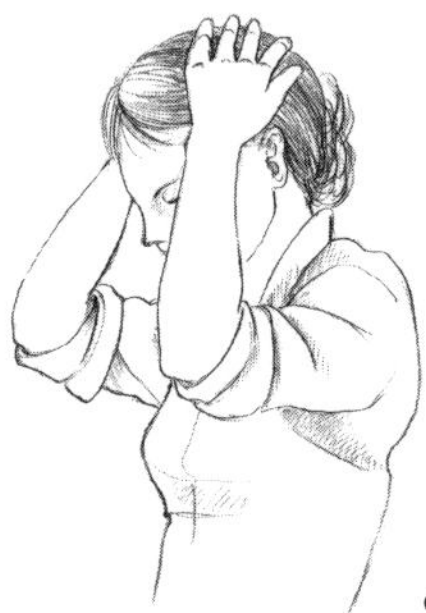

9

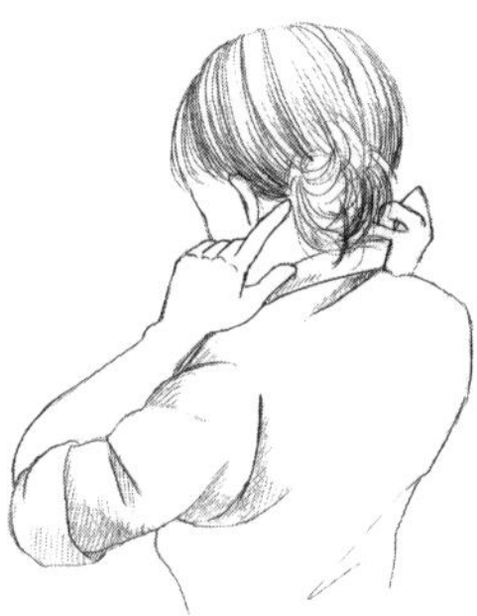

10

7. Gehen Sie jetzt zum Haaransatz (in Augenhöhe) über. Verwenden Sie weiter Zeige- und Mittelfinger und massieren Sie sanft mit kreisenden Bewegungen.
8. Nun legen Sie die Finger oberhalb der Ohren auf. Spreizen Sie die Finger so, dass sie eine Linie über den Ohren bilden, und massieren Sie sanft mit kreisenden Bewegungen.
9. Beim neunten Schritt bewegen Sie Ihre Finger vom vorderen Haaransatz nach oben über den Kopf bis zum Scheitel, so als würden Sie Ihr Haar schamponieren. Üben Sie ein bisschen Druck aus, da dies die Energie in Ihrem Kopf in Bewegung bringt.
10. Der letzte Punkt liegt dort, wo die Nackenmuskeln und der Schädel aufeinander treffen. Sie spüren dort wo die Muskeln ansetzen zwei leichte Erhöhungen. Massieren Sie zuerst dreimal von rechts nach links und dann in Kreisen von links nach rechts.

Sie können diese Übung machen, so oft Sie wollen. Sie werden fühlen, wie Ihre Energie fließt, und Sie werden sich offener und klarer fühlen.

Sehtafelübungen für Computer-User

Für Menschen, die viel am Computer arbeiten, wurden eigens zwei Spezial-Sehtafeln entwickelt. Sie können sich eine davon aussuchen, je nachdem, welche Ihnen mehr zusagt, die mit den Zahlen (siehe S. 79) oder die mit den Zitaten (siehe S. 78). Bringen Sie die Tafel hinter dem Bildschirm an, sodass Ihre Augen von Zeit zu Zeit ein bisschen Bewegung bekommen, indem Sie auf die Tafel blicken.

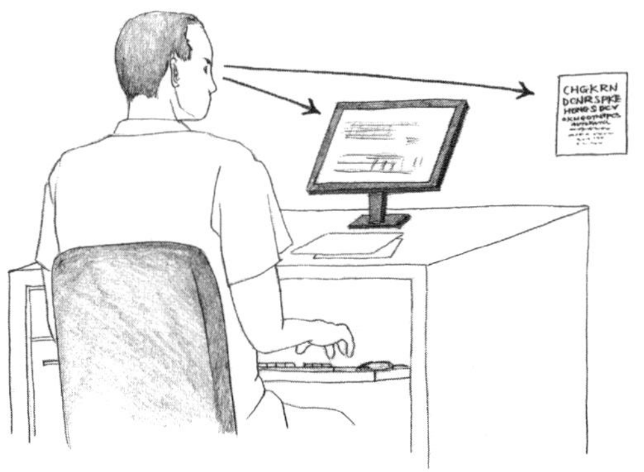

Praktizieren Sie dabei die 20/20 Regel: Suchen Sie alle 20 Minuten 20 Sekunden lang nach den kleinsten Zeichen, die Sie auf der Tafel deutlich sehen können.

Wenn Sie mit den Zahlen arbeiten, suchen Sie den kleinsten Block, in dem Sie Ihren Geburtstag sehen können. Variieren Sie die Zahlen, nach denen Sie suchen, damit die Übung interessant bleibt. Sie können zum Beispiel nach der Zeit suchen oder nach irgendeiner Zahl, die Ihnen gerade in den Sinn kommt.

Der Nutzen der Übung besteht darin, dass Sie beginnen, Ihre Augen umfassender zu verwenden, statt sie nur auf den Bildschirm zu fokussieren.

Der Schlüssel zu guter Sehkraft liegt darin, die Augen so einzusetzen, wie die Natur es geplant hat. Verändern Sie immer wieder Ihren Fokus und halten Sie Ihre Augen beweglich und Ihr Fokussystem flexibel. Wenn Sie aus Ihrem Büro

Nehmen Sie die Menschen wie sie sind, andere gibt's nicht. (Konrad Adenauer)

Es wird immer gleich ein wenig anders, wenn man es ausspricht. (Hermann Hesse)

Seien Sie vorsichtig mit Gesundheitsbüchern. Sie könnten an einem Druckfehler sterben. (Mark Twain)

Der Welt Allerweichstes überwindet der Welt Allerhärtestes. Das Nicht-Seiende durchdringt das Zwischenraumlose. Daraus erkenne ich den Wert des Nicht-Tuns. (Lao-tse)

Wissenschaftler sind Leute, die alles wissen, mehr aber auch nicht. (Paul Montal)

Die Geschichte lehrt die Menschen, dass die Geschichte die Menschen nichts lehrt. (Mahatma Gandhi)

Es ist das Einfache, das so schwer zu machen ist. (Bertolt Brecht)

Ein schräger Blick passt nicht zu einem geraden Herzen. (chinesische Volksweisheit)

Wenn ihr abwascht, dann muss das Abwaschen das Wichtigste auf der Welt sein. Und wenn ihr Tee trinkt, dann muss das Teetrinken das Wichtigste auf der Welt sein. (Thich Nhat Hanh)

Man sieht nur mit dem Herzen gut, das Wesentliche ist für die Augen unsichtbar. (Antoine Saint-Exupéry)

Das Licht der Seele scheint durch das Fenster der Augen. (Charles Addon Spurgeon)

Die Geschichte lehrt dauernd, aber sie findet keine Schüler. (Ingrid Bachmann)

Wenn jedes Wesen den Mut aufbringt, seinen eigenen Weg zu gehen, dann wird die Welt erleuchtet sein. (Buddha)

Es ist unmöglich, witzig zu sein, ohne ein bisschen Bosheit. Die Bosheit eines guten Witzes ist der Widerhaken, der ihn haften lässt. (Richard B. Sheridan)

Mit fünfzig hat jeder das Gesicht, das er verdient. (George Orwell)

1	2	3	4	5	6	7	8	9	10
11	12	13	14	15	16	17	18	19	20
21	22	23	24	25	26	27	28	29	30
31	32	33	34	35	36	37	38	39	40
41	42	43	44	45	46	47	48	49	50
51	52	53	54	55	56	57	58	59	60

1	2	3	4	5	6	7	8	9	10
11	12	13	14	15	16	17	18	19	20
21	22	23	24	25	26	27	28	29	30
31	32	33	34	35	36	37	38	39	40
41	42	43	44	45	46	47	48	49	50
51	52	53	54	55	56	57	58	59	60

1	2	3	4	5	6	7	8	9	10
11	12	13	14	15	16	17	18	19	20
21	22	23	24	25	26	27	28	29	30
31	32	33	34	35	36	37	38	39	40
41	42	43	44	45	46	47	48	49	50
51	52	53	54	55	56	57	58	59	60

1	2	3	4	5	6	7	8	9	10
11	12	13	14	15	16	17	18	19	20
21	22	23	24	25	26	27	28	29	30
31	32	33	34	35	36	37	38	39	40
41	42	43	44	45	46	47	48	49	50
51	52	53	54	55	56	57	58	59	60

1	2	3	4	5	6	7	8	9	10
11	12	13	14	15	16	17	18	19	20
21	22	23	24	25	26	27	28	29	30
31	32	33	34	35	36	37	38	39	40
41	42	43	44	45	46	47	48	49	50
51	52	53	54	55	56	57	58	59	60

1	2	3	4	5	6	7	8	9	10
11	12	13	14	15	16	17	18	19	20
21	22	23	24	25	26	27	28	29	30
31	32	33	34	35	36	37	38	39	40
41	42	43	44	45	46	47	48	49	50
51	52	53	54	55	56	57	58	59	60

1	2	3	4	5	6	7	8	9	10
11	12	13	14	15	16	17	18	19	20
21	22	23	24	25	26	27	28	29	30
31	32	33	34	35	36	37	38	39	40
41	42	43	44	45	46	47	48	49	50
51	52	53	54	55	56	57	58	59	60

1	2	3	4	5	6	7	8	9	10
11	12	13	14	15	16	17	18	19	20
21	22	23	24	25	26	27	28	29	30
31	32	33	34	35	36	37	38	39	40
41	42	43	44	45	46	47	48	49	50
51	52	53	54	55	56	57	58	59	60

eine gute Aussicht haben, blicken Sie alle 20 Minuten aus dem Fenster und suchen Sie 20 Sekunden lang in der größtmöglichen Entfernung nach dem kleinsten Detail, das Sie noch sehen können. Das wird Ihre natürliche, klare Sicht aufrechterhalten.

Astigmatismus

Astigmatismus wird durch ungleiche Spannung in den vier geraden Augenmuskeln verursacht. Normalerweise sind die Zugkräfte so beschaffen, dass die Hornhaut, der klare Teil des Auges, eine perfekte Kuppel bildet. Wenn ein oder mehr Muskeln mehr gespannt sind als andere, wird die Hornhaut oval gekrümmt und Sie haben Astigmatismus.

Die verformte Hornhaut produziert Schatten hinter den Buchstaben oder ein doppeltes Bild, wenn Sie lesen, da die Lichtstrahlen nicht in einem Brennpunkt auf der Netzhaut vereinigt werden. Die ungleiche Muskelspannung kann sich auf verschiedene Achsen auswirken. Die häufigste Form des Astigmatismus ist der »Astigmatismus nach der Regel«, bei dem die Brechkraft im vertikalen Meridian (12-Uhr/6-Uhr-Linie) stärker ist als im horizontalen Meridian. Seltener ist der »Astigmatismus gegen die Regel«, bei dem die Brechkraft der Hornhaut im horizontalen Meridian (9-Uhr/3-Uhr-Linie) stärker ist als im vertikalen.

Man kann Astigmatismus in verschiedenen Winkeln (verschiedenen Achsenlagen) und in wechselnder Stärke haben oder in nur einem Auge. Meist beträgt der Astigmatismus weniger als eine Dioptrie. Dies wird als schwacher oder geringer Astigmatismus betrachtet. Zwischen ein und zwei Dioptrien ist er moderat und über zwei Dioptrien stark bzw. schwer. Astigmatismus ist weit verbreitet, lässt sich jedoch glücklicherweise durch Sehtrainingsübungen leicht korrigieren.

Astigmatismus-Test

Um zu überprüfen, ob Sie an Astigmatismus leiden, blicken Sie auf den Astigmatismus-Spiegel auf der folgenden Seite.

Wenn Sie das Bild als Ganzes betrachten, sollten alle Linien gleich weit von einander entfernt und in derselben Stärke und Farbe erscheinen. Wenn Sie einige dieser Linien deutlich stärker sehen als andere, haben Sie auf dieser Achse Astigmatismus. Die Achsen sind durch Zahlen am Rand gekennzeichnet. Bei manchen Menschen äußert sich Astigmatismus auch dadurch, dass sie einige der Linien in verschiedenem Abstand voneinander sehen.

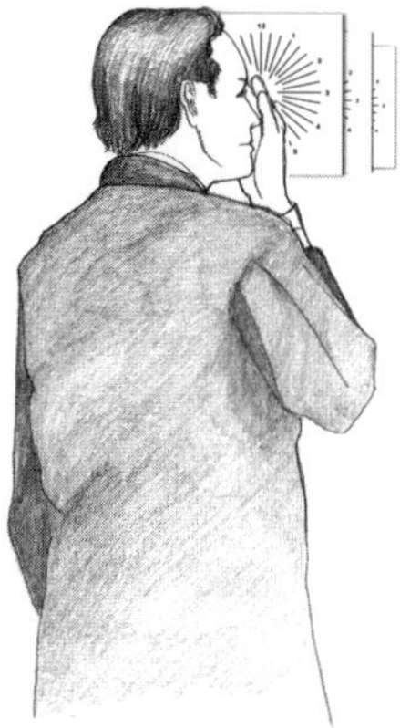

Testen Sie möglichen Astigmatismus für jedes Auge einzeln. Testen Sie für jedes Auge in unterschiedlichen Entfernungen, aber nur in dem Bereich, in dem Sie noch klar sehen.

Es kann auch vorkommen, dass sich Astigmatismus nur in bestimmten Entfernungen zeigt. Es ist daher wichtig, dies mit unterschiedlichen Abständen zu überprüfen – aber natürlich nur innerhalb des Bereichs, in dem Sie gut sehen, denn die Abbildung erscheint nicht korrekt, wenn Sie sie aus einer Entfernung betrachten, in der Sie nicht mehr klar sehen können.

Überprüfen Sie mithilfe der Grafik nach jedem Übungsturnus Ihren Fortschritt. Wenn Sie

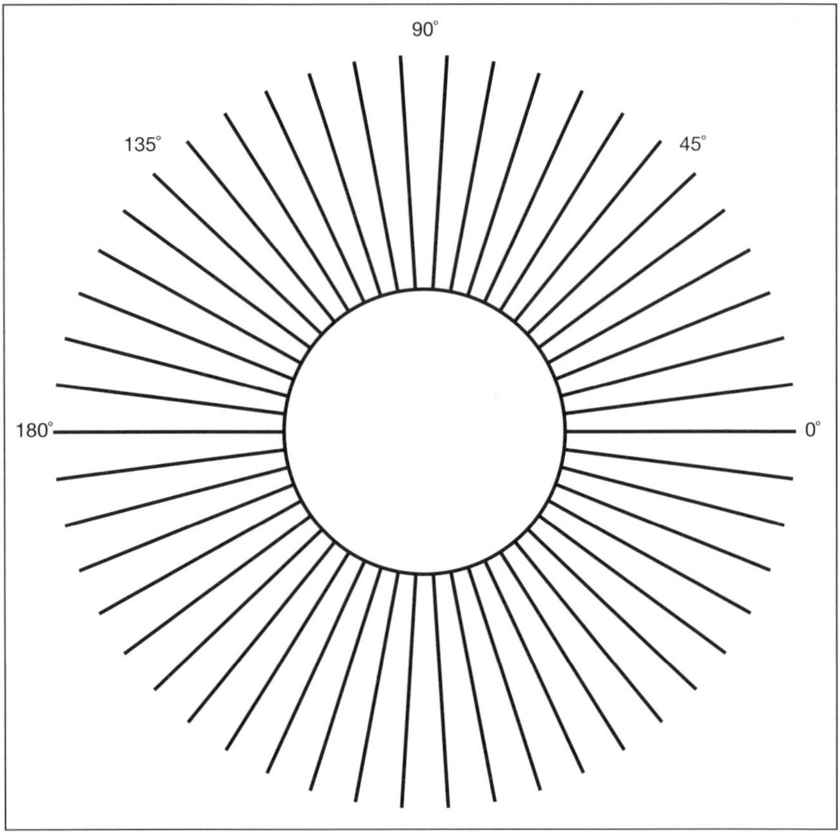

alle Linien gleich weit voneinander entfernt und gleich stark sehen, haben Sie keinen Astigmatismus mehr.

In den meisten Fällen werden Sie bereits nach wenigen Übungen eine Veränderung bemerken, manchmal allerdings auch erst nach einigen Tagen oder Wochen. Da man Astigmatismus ganz leicht mit Übungen beseitigen kann, sollten Sie diesen als Erstes angehen, wenn Sie unter verschiedenen Sehproblemen leiden.

Übung mit dem Tibetischen Rad

Diese Übung dient der Lockerung und der Beseitigung der Anspannung, die Sie möglicherweise in Ihren Augenmuskeln haben. Es ist wichtig, dass Sie Ihre Atmung mit der Bewegung der Augen koordinieren, da dies die Wirkung der Übung enorm verstärkt, und dass Sie die Abbildung wirklich nahe an Ihre Nasenspitze halten. Indem Sie Ihre Augen in steilen Winkeln um die Scheibe bewegen, dehnen Sie Ihre Augenmuskeln, die dadurch langsam ihre normale Flexibilität zurückerlangen. Die Hornhaut Ihrer Augen wird allmählich ihre ursprüngliche Form annehmen. Zur Durchführung vergrößern Sie bitte das Tibetische Rad (S. 84) an einem Kopiergerät auf DIN A4.

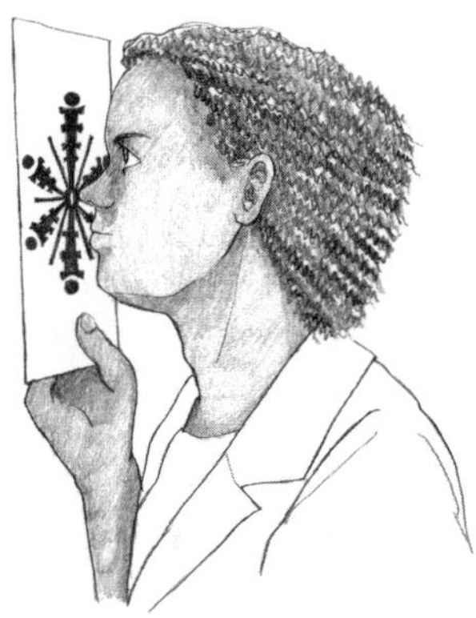

1. Halten Sie das Tibetische Rad oder heften Sie die Tafel so an die Wand, dass der weiße Kreis im Zentrum in etwa zweieinhalb Zentimeter Entfernung, genau auf der Höhe Ihrer Nasenspitze, liegt. Es macht nichts, sollten Sie die Abbildung nicht scharf sehen können – der Sinn der Übung ist, Ihre Augenmuskeln zu trainieren. Halten Sie den Kopf während der Übung still und bewegen Sie nur die Augen.
2. Beginnen Sie in der Mitte mit dem senkrechten Spieß, indem Sie, während Sie einatmen, mit den Augen von Stufe zu Stufe nach oben hüpfen, bis Sie den äußersten Punkt sehen können. Während Sie so langsam wie möglich ausatmen, bewegen Sie Ihre Augen in demselben

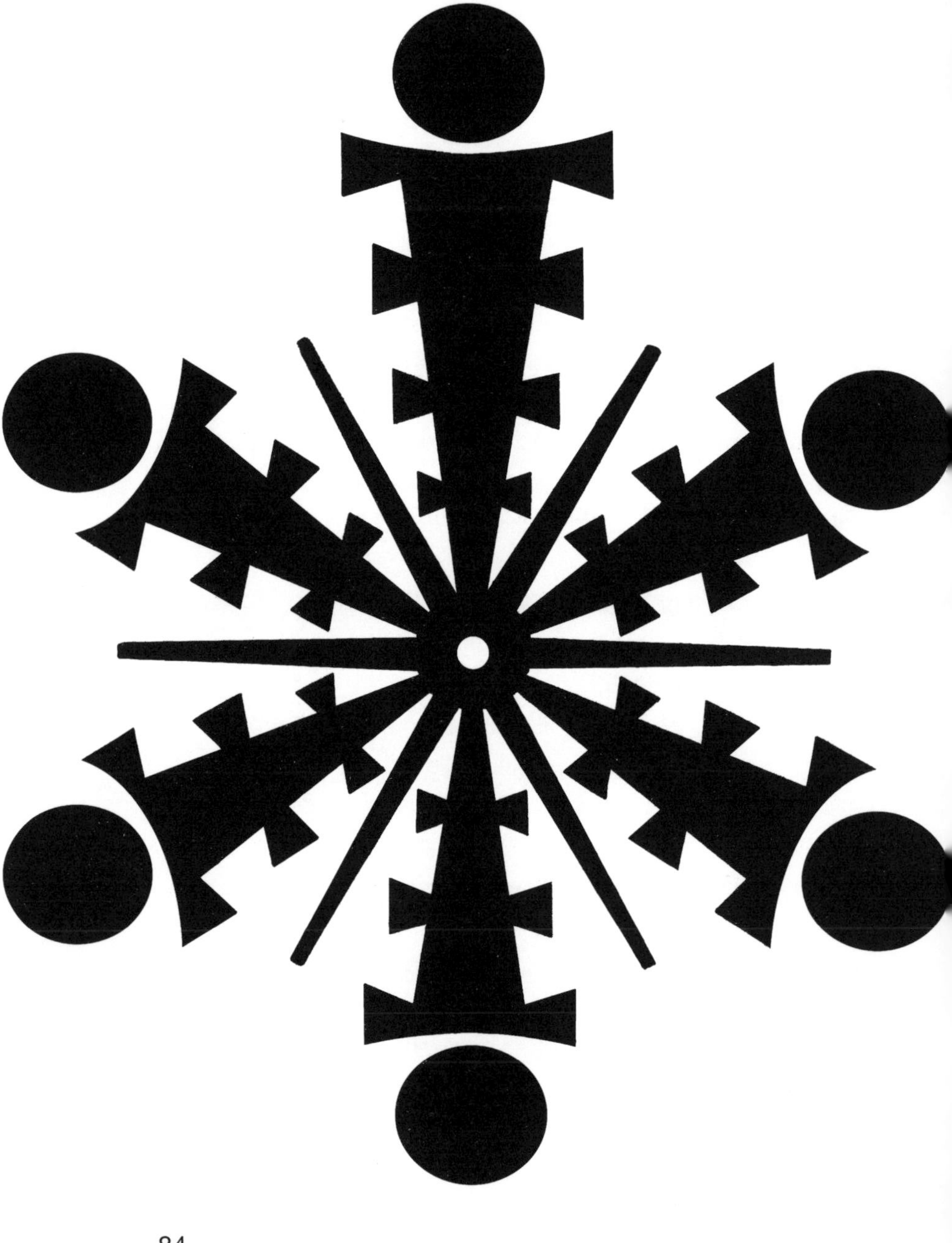

Tempo von Stufe zu Stufe nach unten zum Zentrum und entspannen Ihren ganzen Körper. Bei den Geraden ohne Stufen gleiten Sie an einer Seite nach außen und auf der anderen wieder nach innen.

3. Bewegen Sie die Augen auf diese Weise zuerst im Uhrzeigersinn und dann entgegen dem Uhrzeigersinn um das ganze Tibetische Rad herum.
4. Führen Sie diese Übung viermal am Tag, mit mindestens zwei Stunden Pause zwischen den einzelnen Übungseinheiten durch.
5. Überprüfen Sie Ihre Fortschritte mithilfe des Astigmatismus-Spiegels (siehe S. 82).

Manche Leute hören während dieser Übung gerne langsame Musik. Der Rhythmus verstärkt die entspannende Wirkung. Wie schon erwähnt, kann man Astigmatismus normalerweise sehr leicht durch diese Übung beseitigen. In vielen Fällen genügen ein paar Tage regelmäßiger Übung, um die normale klare Sicht wieder herzustellen. Sie haben Ihr Ziel erreicht, wenn Sie Ihre Augen mit Leichtigkeit in alle Richtungen bewegen und den Astigmatismus-Spiegel klar sehen können. Denken Sie auch daran, die Abbildung aus verschiedenen Entfernungen zu betrachten, besonders wenn Sie vor Beginn des Trainings eine Verzerrung beobachtet haben.

Die Übungen können nicht schaden, solange Sie die Augenmuskeln nicht überbeanspruchen. Setzen Sie sich nicht unter Druck. Atmen und blinzeln Sie während der Übung ganz natürlich und erlauben Sie Ihren Muskeln, ihre natürliche Flexibilität wieder zu erlangen.

Kurzsichtigkeit

Das Üben mit der Sehtafel

Wenn Sie nur geringfügig kurzsichtig sind, ist das beste Sehtraining die Arbeit mit der Sehtafel. Das Ziel dieser Übung besteht darin, sich auf der Sehtafel so weit wie möglich nach unten vorzuarbeiten.

Hängen oder stellen Sie Ihre Sehtafel (siehe S. 70–71) dort auf, wo gute Tageslichtverhältnisse herrschen.

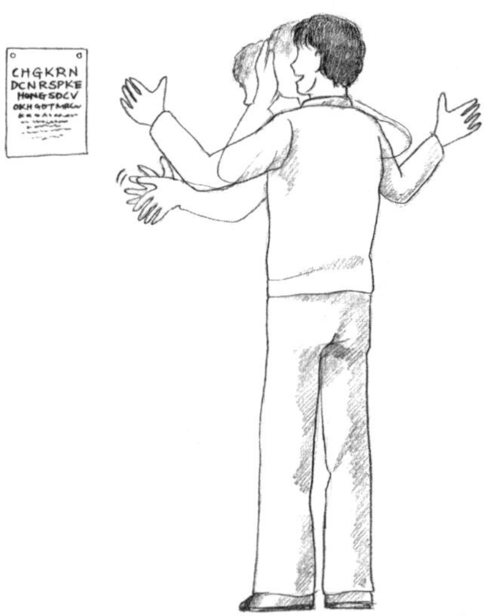

1. Stellen Sie sich drei Meter von der Tafel entfernt auf (sollte es Ihnen Schwierigkeiten bereiten, den letzten Teil zu sehen, stellen Sie sich näher heran) und lesen Sie Zeile für Zeile, so weit es ohne Anstrengung geht.
2. Nehmen wir einmal an, Sie können bis zur fünftletzten Zeile lesen. Sie werden feststellen, dass der letzte Buchstabe dieser Zeile ein **N** ist. Reiben Sie nun die Hände aneinander und legen Sie sie für 30 Sekunden auf Ihre geschlossenen Augen und stellen Sie sich das **N** vor. Dieses geistige Bild wird Ihnen helfen, den Buchstaben direkt darunter – ein **A** – zu sehen. Fahren Sie auf diese Art und Weise immer weiter nach unten fort.

3. Wenn Sie auf den letzten Buchstaben einer Zeile starren, werden alle Buchstaben dieser Zeile verschwimmen. Es hilft, wenn Sie Ihre Augen kurz schließen und den Blick dann auf den ersten Buchstaben richten. Wechseln Sie Blinzeln und Fokussieren ab, während Sie vom Anfang zum Ende der Zeile blicken. Sie werden alle Buchstaben dieser Zeile lesen können, wenn Sie Ihre Augen bei jedem Buchstaben kurz schließen.

Wenn Sie zu Beginn einen kürzeren Abstand zur Tafel gewählt haben sollten, bewegen Sie sich immer weiter von der Tafel weg, je mehr Zeilen Sie gut sehen können. Schließlich werden Sie die 20/20 Zeile aus drei Meter Entfernung lesen können.

Sieht ein Auge besser als das andere (Anisometropie), so arbeiten wir zuerst mit dem schwächeren Auge. Das Ziel ist hier, in beiden Augen die gleiche Sehschärfe zu erreichen. Dann können wir die Übungen mit beiden Augen durchführen.

Die kurze Schwingübung

Diese Übung wurde ursprünglich von Dr. Bates entwickelt. Das Ziel der Übung ist scharfes Sehen, sie ist aber auch ausgezeichnet dafür geeignet, eine Sehschärfe jenseits von 20/20 zu entwickeln.

Wenn Sie etwas, das Sie anschauen, scannen, indem Sie Ihren Blick langsam einige Male darüber schweifen lassen, entsteht die Illusion, dass sich der Bereich, über den Sie gerade schwingen, in die entgegengesetzte Richtung bewegt.

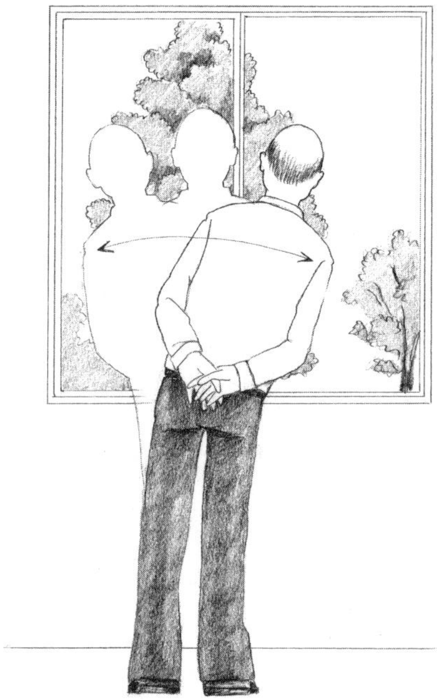

1. Wählen Sie auf der Sehtafel (siehe S. 70–71) eine Zeile, die Sie so gut sehen, dass Sie die einzelnen Buchstaben identifizieren, jedoch nicht klar sehen können.
2. Schwingen Sie mit Ihrem Körper von einer Seite zur anderen, während Sie Ihre Augen im Gleichklang mit der Bewegung Ihres Körpers entlang der Zeile von einer Seite zur anderen gleiten lassen.
3. Lassen Sie Ihren Blick etwa dreimal die Zeile entlanggleiten, bevor Sie die Augen schließen und mit der Pendelbewegung des Körpers aufhören.
4. Wenn Sie sich zentriert fühlen, öffnen Sie Ihre Augen und schauen Sie spontan auf einen Buchstaben in der Zeile. Blicken Sie zuerst auf die Oberkante des Buchstabens und dann auf seine Unterkante.
5. Sie werden feststellen, dass der Buchstabe – wahrscheinlich sogar die ganze Zeile – jetzt schärfer erscheint.

Experimentieren Sie mit dieser Übung. Sie können Ihren Blick über Straßen- und Nummernschilder, einzelne Wörter oder ganze Sätze gleiten lassen. Diese Übung können Sie während des Tages immer und immer wieder machen. Wenn Sie auf diese Weise schärfer sehen, dann können Sie das Schwingen auch einfach nur noch mit Ihren Augen ausführen.

Die Nah-Fern-Schwingübung

Dies ist eine sehr gute Übung, Ihre Augen zu trainieren und Ihre Sehschärfe zu steigern.

1. Beginnen Sie die Übung damit, auf einen Gegenstand in der Nähe zu schauen. Sie können dazu auch die kurze Schwingübung machen, wenn Sie möchten.
2. Pendeln Sie jetzt von der Nähe in die Ferne, indem Sie auf verschiedene Dinge in immer größer werdender Entfernung blicken.
3. Führen Sie nun die kurze Schwingübung (S. 88) mit einem sehr weit entfernten Objekt aus.
4. Lassen Sie den Blick nun wieder zurückschweifen, über die Dinge, die Sie bereits betrachtet haben.
5. Führen Sie diese Schritte einige Male aus und Sie werden bemerken, dass Sie die betrachteten Gegenstände immer deutlicher und schärfer sehen.

Machen Sie es sich zur Gewohnheit, Gegenstände bewusst anzuschauen und das kleinste Detail zu finden, das Sie noch sehen können, ebenso wie Sie von Zeit zu Zeit auf die Sehtafel für Computer-User blicken (siehe S. 78–79). Das wird Ihre Augen dazu anspornen, ihre Sehkraft weiter zu steigern.

Presbyopie: Wie Sie Ihre Lesebrille loswerden

Presbyopie (Altersweitsichtigkeit) spricht sehr gut auf Sehtraining an. Die folgenden Übungen sind darauf ausgerichtet, Ihre Fähigkeit wieder zu erlangen, klein Gedrucktes nahe den Augen und auch auf Armeslänge zu lesen. Wichtig ist außerdem, die Koordination Ihrer Augen sowohl in Leseentfernung als auch in der Entfernung, in der normalerweise Ihr Bildschirm steht, zu testen.

Den Nahpunkt des Scharfsehens näher heranbringen

Um Ihren Nahpunkt zu finden, blicken Sie auf diesen Absatz. Bringen Sie den Text so nahe heran, dass Sie ihn noch klar sehen können. Dort ist Ihr Nahpunkt des Scharfsehens. Wenn dieser Punkt mehr als 15 Zentimeter von Ihren Augen entfernt ist, müssen Sie ihn näher heranbringen. Um dies zu erreichen, bewegen Sie den Text ein winziges Stück näher, sodass er zu verschwimmen beginnt. Bewegen Sie nun den Text vorwärts und rückwärts wie eine Zugposaune, und Sie werden feststellen, dass Ihre Augen anfangen, näher zu fokussieren.

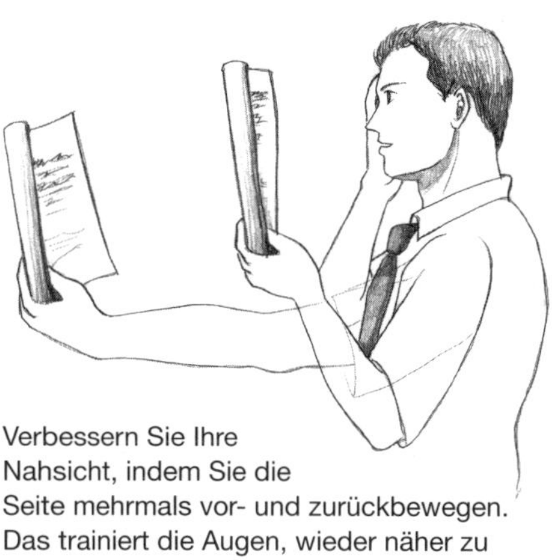

Verbessern Sie Ihre Nahsicht, indem Sie die Seite mehrmals vor- und zurückbewegen. Das trainiert die Augen, wieder näher zu fokussieren.

Bringen Sie die Nahsicht beider Augen in Einklang

Vielfach besteht zwischen den beiden Augen eine Differenz im Nahpunkt. Überprüfen Sie den Gleichklang Ihrer Augen, indem Sie auf diesen Absatz blicken. Platzieren Sie den Text so, dass Sie ihn mit beiden Augen klar sehen können. Schließen Sie Ihr linkes Auge. Wenn Sie nun den Text bewegen müssen, damit er klar bleibt, dann ist der Nahpunkt der beiden Augen unterschiedlich. Probieren Sie dasselbe mit dem anderen Auge.

Um die Leseentfernung der beiden Augen einander anzugleichen, schließen Sie das Auge, das die geringere Lesedistanz hat. Bewegen Sie den Text, bis Sie ihn klar sehen können und schwenken Sie ihn dann vorwärts und rückwärts. Der Text wird nun auch aus größerer Nähe klar erscheinen. Wiederholen Sie das, bis beide augen dieselbe Lesedistanz haben.

Klein Gedrucktes lesen

Dies ist eine Übung, mit der Sie verschiedene Ziele erreichen können. Sie trainieren Ihr Auge darauf, immer kleiner werdende Zeichen zu erkennen, und entspannen dabei automatisch Ihr Sehsystem. Nehmen Sie die Seiten mit dem Text der Leseübung (siehe S. 92 f.) und begeben Sie sich an einen Platz mit gutem Tageslicht.

1. Drehen Sie die Seiten um, sodass die Schrift verkehrt ist.
2. Lassen Sie Ihre Augen entlang den weißen Zwischenräumen in einer Zickzacklinie zwischen den gedruckten Zeilen hin und her wandern. Fahren Sie damit fort, bis Sie am Ende der Seite angelangt sind.

Menschen, deren Sehvermögen sich am Nahpunkt verschlechtert, sollten sich einen sehr klein gedruckten Text besorgen und ihn mehrmals am Tag lesen. Zuerst bei gutem Tageslicht und dann bei verschiedenen künstlichen Lichtquellen. Bringen Sie den Text immer näher an Ihre Augen heran, bis Sie ihn aus einer Entfernung von circa fünfzehn Zentimetern oder weniger lesen können. Auf diese Weise werden Sie nicht nur auf eine Lesebrille verzichten können, sondern auch all die Augenprobleme umgehen, die heutzutage so häufig auftreten. Natürliches, klares Sehen ist das, was die Natur für Ihre Augen vorgesehen hat.

Menschen, deren Sehvermögen sich am Nahpunkt verschlechtert, sollten sich einen sehr klein gedruckten Text besorgen und ihn mehrmals am Tag lesen. Zuerst bei gutem Tageslicht und dann bei verschiedenen künstlichen Lichtquellen. Bringen Sie den Text immer näher an Ihre Augen heran, bis Sie ihn aus einer Entfernung von circa fünfzehn Zentimetern oder weniger lesen können. Auf diese Weise werden Sie nicht nur auf eine Lesebrille verzichten können, sondern auch all die Augenprobleme umgehen, die heutzutage so häufig auftreten. Natürliches, klares Sehen ist das, was die Natur für Ihre Augen vorgesehen hat.

Menschen, deren Sehvermögen sich am Nahpunkt verschlechtert, sollten sich einen sehr klein gedruckten Text besorgen und ihn mehrmals am Tag lesen. Zuerst bei gutem Tageslicht und dann bei verschiedenen künstlichen Lichtquellen. Bringen Sie den Text immer näher an Ihre Augen heran, bis Sie ihn aus einer Entfernung von circa fünfzehn Zentimetern oder weniger lesen können. Auf diese Weise werden Sie nicht nur auf eine Lesebrille verzichten können, sondern auch all die Augenprobleme umgehen, die heutzutage so häufig auftreten. Natürliches, klares Sehen ist das, was die Natur für Ihre Augen vorgesehen hat.

Menschen, deren Sehvermögen sich am Nahpunkt verschlechtert, sollten sich einen sehr klein gedruckten Text besorgen und ihn mehrmals am Tag lesen. Zuerst bei gutem Tageslicht und dann bei verschiedenen künstlichen Lichtquellen. Bringen Sie den Text immer näher an Ihre Augen heran, bis Sie ihn aus einer Entfernung von circa fünfzehn Zentimetern oder weniger lesen können. Auf diese Weise werden Sie nicht nur auf eine Lesebrille verzichten können, sondern auch all die Augenprobleme umgehen, die heutzutage so häufig auftreten. Natürliches, klares Sehen ist das, was die Natur für Ihre Augen vorgesehen hat.

Menschen, deren Sehvermögen sich am Nahpunkt verschlechtert, sollten sich einen sehr klein gedruckten Text besorgen und ihn mehrmals am Tag lesen. Zuerst bei gutem Tageslicht und dann bei verschiedenen künstlichen Lichtquellen. Bringen Sie den Text immer näher an Ihre Augen heran, bis Sie ihn aus einer Entfernung von circa fünfzehn Zentimetern oder weniger lesen können. Auf diese Weise werden Sie nicht nur auf eine Lesebrille verzichten können, sondern auch all die Augenprobleme umgehen, die heutzutage so häufig auftreten. Natürliches, klares Sehen ist das, was die Natur für Ihre Augen vorgesehen hat.

Menschen, deren Sehvermögen sich am Nahpunkt verschlechtert, sollten sich einen sehr klein gedruckten Text besorgen und ihn mehrmals am Tag lesen. Zuerst bei gutem Tageslicht und dann bei verschiedenen künstlichen Lichtquellen. Bringen Sie den Text immer näher an Ihre Augen heran, bis Sie ihn aus einer Entfernung von circa fünfzehn Zentimetern oder weniger lesen können. Auf diese Weise werden Sie nicht nur auf eine Lesebrille verzichten können, sondern auch all die Augenprobleme umgehen, die heutzutage so häufig auftreten. Natürliches, klares Sehen ist das, was die Natur für Ihre Augen vorgesehen hat.

Menschen, deren Sehvermögen sich am Nahpunkt verschlechtert, sollten sich einen sehr klein gedruckten Text besorgen und ihn mehrmals am Tag lesen. Zuerst bei gutem Tageslicht und dann bei verschiedenen künstlichen Lichtquellen. Bringen Sie den Text immer näher an Ihre Augen heran, bis Sie ihn aus einer Entfernung von circa fünfzehn Zentimetern oder weniger lesen können. Auf diese Weise werden Sie nicht nur auf eine Lesebrille verzichten können, sondern auch all die Augenprobleme umgehen, die heutzutage so häufig auftreten. Natürliches, klares Sehen ist das, was die Natur für Ihre Augen vorgesehen hat.

Menschen, deren Sehvermögen sich am Nahpunkt verschlechtert, sollten sich einen sehr klein gedruckten Text besorgen und ihn mehrmals am Tag lesen. Zuerst bei gutem Tageslicht und dann bei verschiedenen künstlichen Lichtquellen. Bringen Sie den Text immer näher an Ihre Augen heran, bis Sie ihn aus einer Entfernung von circa fünfzehn Zentimetern oder weniger lesen können. Auf diese Weise werden Sie nicht nur auf eine Lesebrille verzichten können, sondern auch all die Augenprobleme umgehen, die heutzutage so häufig auftreten. Natürliches, klares Sehen ist das, was die Natur für Ihre Augen vorgesehen hat.

3. Während Sie mit den Augen die Zeilen entlangfahren, stellen Sie sich vor, dass der Hintergrund strahlend weiß ist, wie Sonnenlicht, das von Wasser oder Schnee reflektiert wird.
4. Wenn Sie am Ende der beiden Seiten angelangt sind, drehen Sie diese wieder um, sodass Sie den Text lesen können, und stellen Sie fest, wie viele Absätze mit kleinem Druck Sie lesen können.
5. Ihr erstes Ziel ist es, den untersten Absatz aus jeder Entfernung lesen zu können. Fahren Sie entweder fünf Minuten lang fort, mit den Augen zwischen den Zeilen hin und her zu gleiten, oder so lange, bis Sie beim kleinsten Druck angelangt sind.

Posaunenübung

Wenn Sie den kleinsten Absatz (oder den zweitkleinsten) lesen können, beginnen Sie, den Text vorwärts und rückwärts zu bewegen (wie eine Zugposaune), bis Sie den kleinen Druck im gesamten Entfernungsbereich von Armeslänge bis 15 Zentimeter von Ihren Augen lesen können. Sie brauchen Reservekapazität, damit es nichts ausmacht, wenn Sie müde werden und der Nahpunkt weiter weg zu wandern beginnt.

Schließlich sollten Sie noch das Lesen von kleinem Druck unter verschiedenen Lichtbedingungen üben.

Weitsichtigkeit

Die Übungen bei Weitsichtigkeit zielen darauf ab, eine höhere Flexibilität des visuellen Systems zu erreichen, indem Sie möglichst kleine Schrift aus nächster Nähe lesen. Wenn Sie schon seit langer Zeit Plusgläser zur Korrektur der Weitsichtigkeit tragen, vielleicht schon seit der Kindheit, wirkt möglicherweise fast alles verschwommen, außer wenn Sie auf große Schrift schauen. Auch in diesem Fall hilft die Posaunenübung.

Die Posaunenübung für Weitsichtige

Suchen Sie sich eine Schriftgröße auf der Sehtafel (siehe S. 70), die Sie klar sehen können. Dann bewegen Sie das Buch von sich weg und wieder auf sich zu, als ob Sie posaunen würden. Nach mehrmaligem Hin- und Herbewegen des Buches werden Sie feststellen, dass die entsprechende Textzeile jetzt auch mit weniger Abstand klar zu sehen ist.

Fahren Sie mit der Hin- und Herbewegung fort, bis Sie mit dem Buch näher und näher kommen. Dann gehen Sie zur nächstkleineren Zeile über.

Schließlich erreichen Sie die unterste Zeile und können dann zur größten Schrift der Leseübung (siehe S. 92–93) übergehen.

Augenkoordination

Manchmal kann es vorkommen, dass man ein Problem damit hat, die Augen nach innen zu drehen, um die Bilder des rechten und des linken Auges zu einem einzigen zu verschmelzen. Man erlebt dies als Verschwommenheit, manchmal können die Buchstaben auch hohl erscheinen. Das Problem entsteht, wenn die äußeren Augenmuskeln zu angespannt sind und dadurch die Augen daran hindern, sich nach innen zu drehen.

Während des Lesens müssen die Augen sowohl auf der Oberfläche des Papiers konvergieren als auch über die Zeilen gleiten, um Text zu lesen.

Die Kreisübung

Die nun folgende Übung ist darauf ausgerichtet, die richtige Fusion für die Leseentfernung zu erreichen.

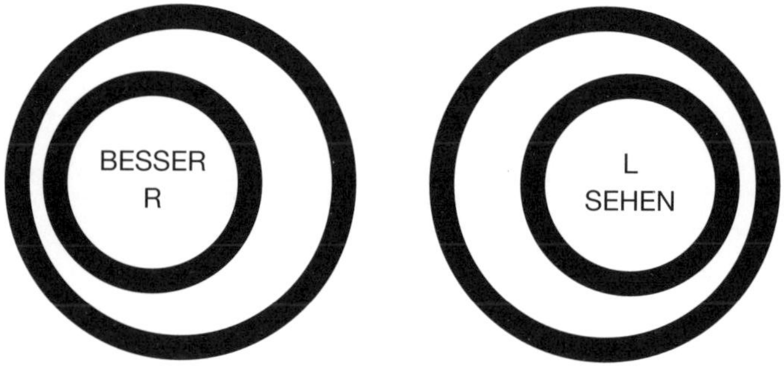

1. Halten Sie das Kreisdiagramm nahe an Ihre Augen. Sie werden in der Mitte einen dritten Kreis sehen, der von Ihrem Gehirn erschaffen wird, indem es das rechte und das linke Bild miteinander verschmelzen lässt. Die Kreise müssen perfekt übereinander liegen. Jede Abweichung deutet auf ein Problem hin. Wenn Sie das R und das L sehen, bedeutet das, dass die Fusion Ihrer Augen nicht vollständig ist. Und das sollten Sie sehen:

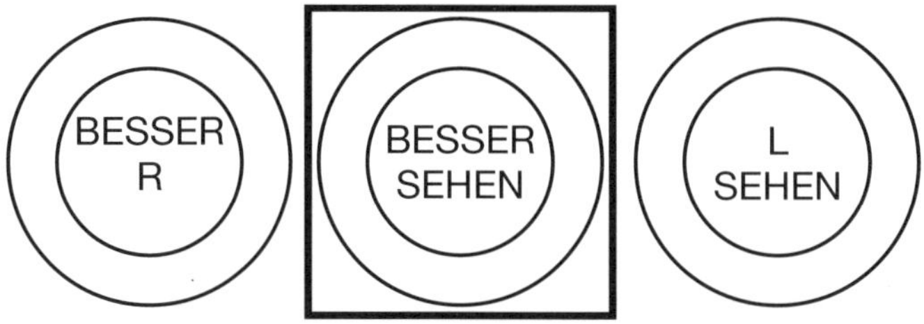

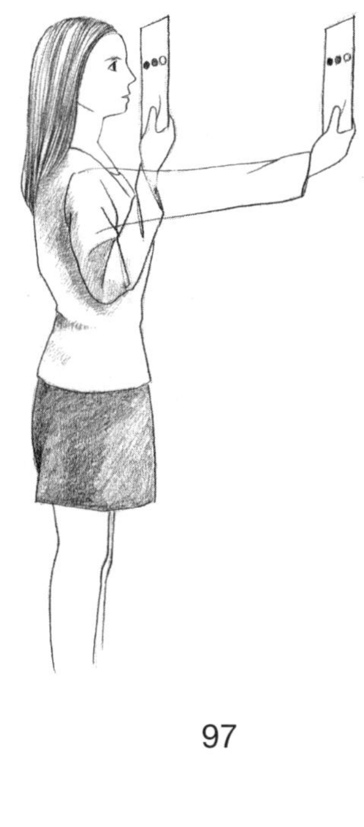

2. Beginnen Sie nun langsam, das Blatt von sich weg zu bewegen, während Sie mit den Augen die Fusion aufrechterhalten. Sobald die Kreise beginnen, sich auseinander zu bewegen, halten Sie an und erlauben Ihrer Vorstellungskraft, Signale an Ihre Augen zu senden, um eine Korrektur vorzunehmen und eine vollständige Fusion zu entwickeln.
3. Sie sollten in der Lage sein, die drei Kreise aus jeder Entfernung, von Armeslänge bis ganz nahe, sehen zu können.

4. Zuletzt schauen Sie die perfekten Kreise an, blicken dann weg und wieder auf die Kreise. Es sollte Ihnen gelingen, jedes Mal, wenn Sie Ihre Augen zurück auf das Diagramm lenken, augenblicklich die drei perfekt geformten Kreise zu sehen.
5. Am Anfang kann diese Übung schwierig oder ermüdend sein, eventuell kann sie sogar leichtes Kopfweh verursachen. Gehen Sie daher langsam vor und machen Sie ein Spiel daraus. Allmählich werden Sie mit Leichtigkeit unter beinahe allen Bedingungen lesen können.

Anhang

Nahrung für die Augen

Vitamine

Drei Vitamine sind besonders wichtig für die Augen:

Vitamin C ist wichtig für eine gesunde Augenlinse. Die Hornhaut, die Linse und die Glaskörperflüssigkeit (Humor vitreus) enthalten die höchste Konzentration an Vitamin C im gesamten Körper. Dieser hohe Vitamin-C-Spiegel ist lebensnotwendig, um Oxidation durch freie Radikale zu verhindern, denn wenn in diesem Bereich eine Kettenreaktion erst einmal beginnt, führt das über kurz oder lang zu grauem Star (Trübung der Augenlinse/Katarakt).
Rauchen – auch passives Rauchen – verbraucht Vitamin C. Untersuchungen zeigen, dass Vitamin C das Risiko eines Katarakts effizient reduziert.
Besonders viel Vitamin C ist in Zitrusfrüchten enthalten.

Vitamin A ist ein lebensnotwendiges Element für die Funktion der Netzhaut, da es zum Aufbau von Sehpurpur benötigt wird, der die Umwandlung von Lichtquellen in Nervenenergie bewirkt. Vitamin A ist außerdem ein wichtiger Faktor beim Nachtsehen. Man hat festgestellt, dass ein klarer Zusammenhang zwischen Nacht-

blindheit und einem Mangel an Vitamin A in der Ernährung besteht. Ein bestimmter Vorrat an Vitamin A ist daher sehr wichtig für das optimale Funktionieren der Augen.
Arbeit bei Neonlicht und am Bildschirm beschleunigt den Verbrauch von Vitamin A. Vitamin A kommt in orangefarbenem und grünem Gemüse vor.

Vitamin B2 (Riboflavin) steht sowohl mit der Lichtempfindlichkeit als auch mit der Nährstoffversorgung der Linse in Zusammenhang. Vitamin B sollte immer als Komplex eingenommen werden, da das Zusammenspiel der verschiedenen B-Vitamine sehr wichtig ist. Vitamin B kommt in dunkelgrünem Gemüse vor.

Trockene Augen

Trockene Augen hängen häufig mit Computerarbeit zusammen, da der Lidschlag seltener wird und die Augen dadurch leichter trocken werden. Bildschirmarbeit ist jedoch nur einer der Gründe für trockene Augen. Rauchen, zu viel Kaffee, Kontaktlinsen, Klimaanlagen und trockene Hitze, all das trägt zur Entstehung von trockenen Augen bei. Doch auch zahlreiche Medikamente können zu trockenen Augen führen – z. B. Antibiotika, Blutdruckmittel, Antidepressiva, Antihistaminika, Anti-Baby-Pillen, Appetitzügler, Mittel gegen Magengeschwüre und Diuretika.

Empfohlene Nahrungsergänzung bei trockenen Augen:

Dorschleberöl	3 Esslöffel täglich	hat viel Vitamin A, befeuchtet die Augen
Coenzym Q10	80 mg pro Tag	Antioxidans
Nachtkerzenöl	3000 mg täglich vor dem Schlafengehen	essenzielle Fettsäuren regen die Durchblutung an
Vitamin A	25 000 IE täglich als Tropfen direkt in die Augen	erhält die Feuchtigkeit der Augen
Vitamin B6	50 mg pro Tag	reguliert die Leberfunktion
Vitamin C	1500 mg täglich	Antioxidans

Meiden Sie Margarine, Gebackenes und Frittiertes sowie gesättigte Fettsäuren im Allgemeinen.

Darüber hinaus sollten Sie auch die Lidschlagfrequenz erhöhen, indem Sie bewusst öfter blinzeln. Normalerweise blinzelt man etwa 21 Mal pro Minute. Beispielsweise können Sie immer dann blinzeln, wenn Sie am Ende eines Satzes einen Schlusspunkt sehen. Computer-User vergessen oft zu blinzeln und die Lidschlaghäufigkeit verringert sich auf bis zu siebenmal pro Minute. Das kann zu Trockenheit, Rötung, Brennen oder Jucken der Augen führen – besonders, wenn man Kontaktlinsen trägt.

Ergonomie-Checkliste

Arbeitstisch

Ihr Tisch sollte höhenverstellbar sein, sodass Sie Ihren Arbeitsplatz an Ihren Körper anpassen können. Und selbstverständlich sollte er genügend Platz bieten, sodass Sie alles in Reichweite haben.

Umgebungslicht

Das beste Raumlicht in einem Büro ist indirekte Deckenbeleuchtung, die ein diffuses Licht gleichmäßig über den Raum verteilt. Helle Strahlen reflektieren meist auf den Bildschirmen.

Ergänzende Schreibtischbeleuchtung

Die Schreibtischlampe sollte einen Dimmer haben, damit Sie die Helligkeit Ihren jeweiligen Bedürfnissen anpassen können. Halogenlampen geben ein strahlendes Licht, das man gut mit den meisten anderen Bürobeleuchtungen mischen kann.

Arbeitsstuhl

Ihr Stuhl sollte sich leicht bewegen lassen und Sie sollten darin längere Zeit bequem sitzen können.

Sie sollten den Sitzwinkel zwischen 110 und 128 Grad verändern können. Der Sitz sollte ein paar Grad vom Bildschirm weggeneigt sein, sodass der Körperschwerpunkt mehr oder weniger direkt über den Rollen liegt.

Die Vorderseite des Sitzes sollte so geformt sein, dass es keine scharfen Kanten gibt. Ihre Oberschenkel sollten frei sein und das Sitzen sollte auch nach zwei oder mehr Stunden noch bequem sein.

Der Schaumstoff sollte hitzedurchlässig sein.

Die Sitzhöhe sollte so einstellbar sein, dass beide Füße bequem auf dem Boden stehen, wenn die Beine einen 90-Grad-Winkel bilden.

Die Rückenlehne sollte im Bereich der Lendenwirbelsäule angepasst werden können. Wählen Sie einen Stuhl, der leicht nach hinten geneigt werden kann und der Ihren Rücken in den verschiedensten Positionen stützt.

Tastatur

Die bequemste Art zu arbeiten ist, wenn Ihre Hände beim Schreiben über der Tastatur schweben.

Es ist ideal, wenn die Tastatur unterhalb des Ellbogenniveaus positioniert und leicht von Ihnen weggeneigt ist. So ist sie in neutraler Körperhaltung erreichbar und sowohl statische als auch dynamische Muskelbelastung sind minimal.

Wenn Sie im Zehn-Finger-System schreiben, ermöglicht eine ergonomische Tastatur mit einem 12-Grad-Winkel bequemes Arbeiten, während Arm, Handgelenk und Hand eine Linie bilden, sodass der Karpaltunnel immer weit offen bleibt.

Wenn Sie mit zwei Fingern schreiben, empfinden Sie wahrscheinlich eine Tastatur mit einem Sechs-Grad-Winkel als angenehm.

Ihre Tastatur sollte eine Handballenauflage haben, auf der Sie Ihre Hände in den Schreibpausen ablegen können.

Maus

Verwenden Sie beim Bewegen der Maus den Ellbogen als Drehpunkt und halten Sie Ihr Handgelenk gerade und neutral.

Die Maus sollte in gerader Linie von Ihrer rechten Schulter positioniert werden. Sie sollten Ihre Hand nicht ausstrecken müssen, um die Maus zu bewegen. Die ideale Höhe liegt knapp über dem Niveau Ihres entspannten Ellbogens. Arbeiten Sie mit der Maus möglichst nahe an der Tastatur.

Wählen Sie eine Maus, die bequem in Ihre Hand passt und die so flach wie möglich ist, um das Aufwärtsbeugen des Handgelenks auf ein Minimum zu reduzieren.

Erwägen Sie den Kauf einer Tastatur mit eingebautem Touchpad.

Bildschirm

Bildschirmart: Je größer der Bildschirm, umso besser. LCD-Bildschirme sind wohltuender für die Augen als Röhrenbildschirme mit CTR-Technologie. Es ist wichtig, einen guten Bildschirm zu haben, insbesondere, wenn Sie den gesamten Arbeitstag an ihm arbeiten.

Bildschirm-entfernung:	In verschiedenen Tests empfanden es Teilnehmer als angenehmer, wenn der Bildschirm weiter weg von ihnen stand. Stellen Sie Ihren Bildschirm in Armeslänge oder sogar noch weiter entfernt auf, soweit das praktisch auf Ihrem Arbeitstisch machbar ist.
Vertikaler Bildschirm-winkel:	Die ideale Position für den Bildschirm ist 20 bis 50 Grad unter der horizontalen Blicklinie; dies führt u.a. zu weniger Kopfschmerzen und einer wesentlich geringeren Augenbelastung.
Bildschirm-neigung:	Achten Sie einmal auf den Neigungswinkel einer Zeitschrift, wenn Sie ganz entspannt darin lesen. Das könnte ein wichtiger Hinweis für den Bildschirmneigungswinkel sein. Die optimale Bildschirmneigung hängt von der persönlichen Vorliebe ab.

Die optimale Entfernung vom Bildschirm

Bildschirmgröße		Sehentfernung
15"	VGA	60 cm
17"	SVGA	70 cm
19"	XGA	80 cm
21"	XGA	80 cm
24"	Großbildschirm	100 cm

Literatur

Aaras, A./Fostervold, K. R. O./Thoresen, M./Larsen, S.: *Postural load during VDU work: a comparison between various work postures*, Ergonomics (1997), Vol 40 (11).

American Optometric Association: *Special Report: the efficacy of optometric vision therapy*, Journal of the American Optometrist Association (1988), Vol 59, S. 95–105.

Angart, L.: *Vergiss deine Brille*, München 2004.

Ankrum, D.R.: *Viewing Distance at Computer Workstations*, Workplace Ergonomics (1996), Vol 2 (5), S. 10–13.

Ankrum, D.R./Nemeth, K.J.: *Posture, Comfort and Monitor Placement*, Ergonomics in Design (1995), April, S. 7–9.

Arndt, R.: *Working posture and musculoskeletal problems of video display terminal operators*, Review and Reappraisal American Industrial Hygiene Association (1983).

Burastero, S.: *Managing VDT-Related Musculoskeletal Disorders*, American Occupational Health Conference 1993. Atlanta, Georgia (April 1993).

Burastero, S./Tittiranonda, P./Coward, T./Bommarito, P. et al.: *The Ergonomics Program at Lawrence Livermore National Laboratory*, Proceedings of the Human Factors Society and Ergonomics 37th Annual Meeting, Seattle, Washington (Okt. 1993).

Tittiranonda, P./Burastero, S./Rempel, D.: *The Effects of Ergonomic Interventions on the Clinical Course of Cumulative Trauma Disorders,* Department of Energy Safety and Health Meeting, Denver, Colorado (Oktober 1995).

Chen, C./Burastero, S./Tittiranonda, P./Hollerbach, K. et al.: *Quantitative Evaluation of Wrist Posture and Typing Performance: A Comparative Study of Four Computer Keyboards*, Proceedings of the Human Factors Society and Ergonomics 38th Annual Meeting, Nashville, Tennessee (Oktober 1994).

Collins, C./O'Meara, D./Scott, A.B.: *Muscle strain during unrestrained human eye movements*, Journal of Physiology (1975), London, Vol 245, S. 351–369.

Hunting, W./Laubli, T./Grandjean, E.: *Postural and visual loads at VDT workplaces*, Ergonomics (1981), Vol 29, No 1, S. 35–46.

ISO 9241-5: *Ergonomic requirements for office work with visual display terminals (VDTs) Part 5: Workstation layout and postural requirements* (ISO 1998).

Jaschinski-Kruza, W.: *On the preferred viewing distances to screen and document at VDU workplaces,* Ergonomics (1990), Vol 33 (8), S. 1055–1063.

Jaschinski-Kruza, W.: *Visual strain during VDU work: the effect of viewing distance and dark focus,* Ergonomics (1988), Vol 31 (10), S. 1449–1465.

Owens, D.A./Wolf-Kelly, K.: *Near Work, Visual Fatigue, and Variations of Oculomotor Tonus*, Investigative Ophthalmology and Visual Science (1987), 28, S. 743–749.

Rea, M.S.: *Solving the Problem of VDT Reflections*, Progressive Architecture (Oktober 1991), S. 35–40.

Ripple, P.: *Variation of Accommodation in Vertical Directions of Gaze,* American Journal of Ophthalmology (1952), 35, S. 1630–1634.

Tittiranonda, P./Burastero, S./Wei, E./Rempel, S.: *Work Postures and Musculoskeletal Discomfort Among VDT Users,* Department of Energy Safety and Health Meeting, Denver, Colorado (1995).

Tsubota, K./Nakamori, K.: *Dry Eyes and Video Display Terminal*, New England Journal of Medicine (1993), Vol 328 (8), S. 584.

Turville, K.L./Psihogios, J.P./Ulmer, T.R./Mirka, G.A.: *The effects of video display terminal height on the operator: a comparison of the 15° and 40° recommendations*, Applied Ergonomics (1998), Vol 29 (4), S. 239–246.

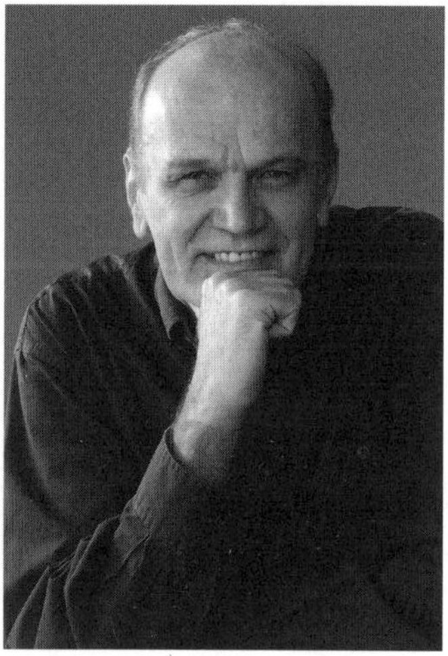

Der gebürtige Däne Leo Angart ist Business Consultant, Autor und Sehtrainer. Er trug selbst über fünfundzwanzig Jahre lang eine Brille, bis es ihm vor zehn Jahren gelang, von jeglicher Sehhilfe loszukommen. Aus seinen persönlichen Erfahrungen entwickelte er eine eigene Methode des natürlichen Sehtrainings und leitet seit 1996 weltweit Workshops und Seminare. Weitere Informationen zu Leo Angart, seiner Methode und seinen Seminaren finden Sie unter www.vision-training.com/de.

Auskünfte zu Seminaren mit Leo Angart erhalten Sie auch unter folgender Adresse:

Wolfgang Gillessen
Balanstraße 365
81549 München
Tel./Fax: 089/68 07 07 02
WGillessen@t-online.de